健康ライブラリー　イラスト版

新版
甲状腺の病気の治し方

伊藤病院院長　伊藤公一　監修

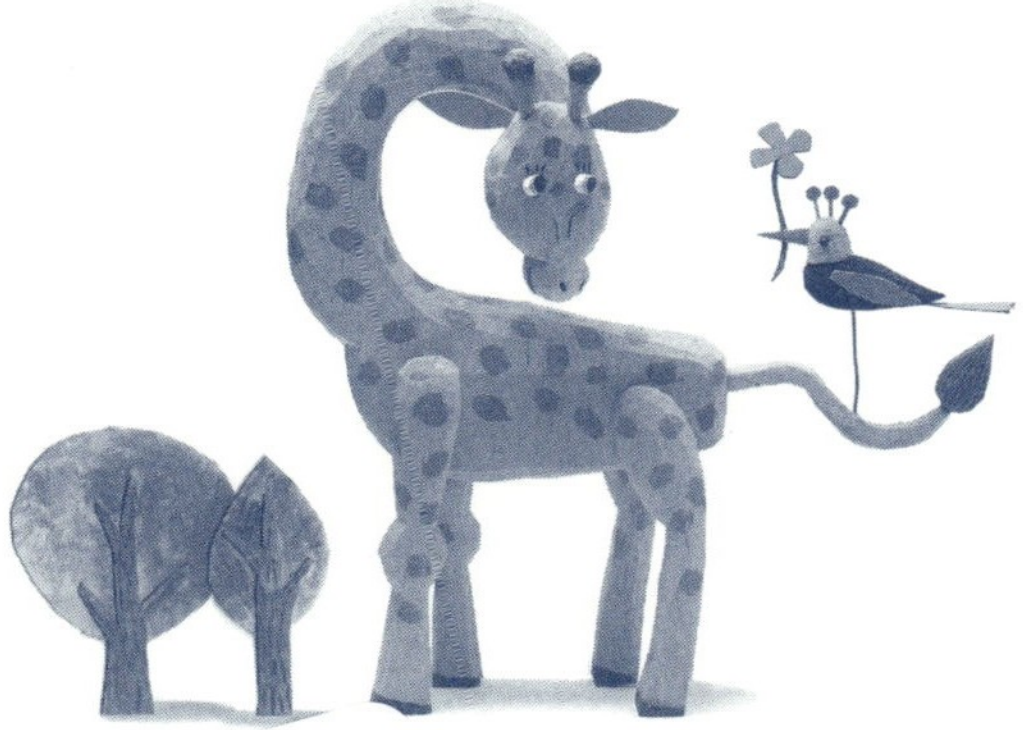

講談社

まえがき

既刊『甲状腺の病気の治し方』刊行から、早くも一五年。既刊は一三刷、計二万六〇〇〇部というベストセラーになりました。それだけ甲状腺の病気に悩む方が多いということで、私も身の引き締まる思いがいたします。

　新版を刊行するにあたり、この一五年間の変化を見直してみました。まず、検査の技術が向上し、精度が格段に高まりました。それによって治療の効果を正確に知ることができるようになり、副作用や再発などのデメリットを減らすための工夫が進みました。アイソトープを使った治療法は、通院で受ける人が増え、一部では甲状腺の治療薬を中断せずに受けられるようになっています。

　ほとんどの甲状腺の病気は、命にかかわることはありません。治療によって甲状腺の機能が正常になれば、健康な人と同じような生活ができます。初めは、なかなか治療の効果が現れなくて、落ち込んだりあせったりする方もおられるでしょう。なかには一生薬をのみ続けなければならない方もいらっしゃいます。甲状腺の病気とのつきあい方を知って、気長にコントロールしていきましょう。

　患者さんに女性が多いのも特徴です。妊娠・出産にかかわる世代が多く、妊娠をきっかけに甲状腺の病気が見つかる方も少なくありません。病気や治療が赤ちゃんに影響しないかと心配する声も聞かれますが、きちんと受診し治療できていれば問題ありません。安心してください。

　主治医とは、長いおつきあいになるでしょう。わからないものをわからないままにすると、不安や心配が強くなります。主治医に将来の見通しや治療法などをくわしく聞いて、わからないことはどんどんたずねてください。コミュニケーションをとりやすい関係をつくることは、病気を治すために重要なポイントです。

　伊藤病院は甲状腺疾患専門病院として、一九三七年の創業以来、「甲状腺を病む方々のために」を理念に、国内トップクラスの診療の提供を目指すとともに、学術的研鑽も積んでまいりました。また、二〇〇四年に名古屋甲状腺診療所を、二〇一七年にさっぽろ甲状腺診療所を開設し、いずれもアイソトープ診療設備を備えて、伊藤病院と同様の専門診療に励んでいます。本書が、少しでも多くの方のお役に立てれば幸甚に存じます。

伊藤病院院長　**伊藤 公一**

新版 甲状腺の病気の治し方

もくじ

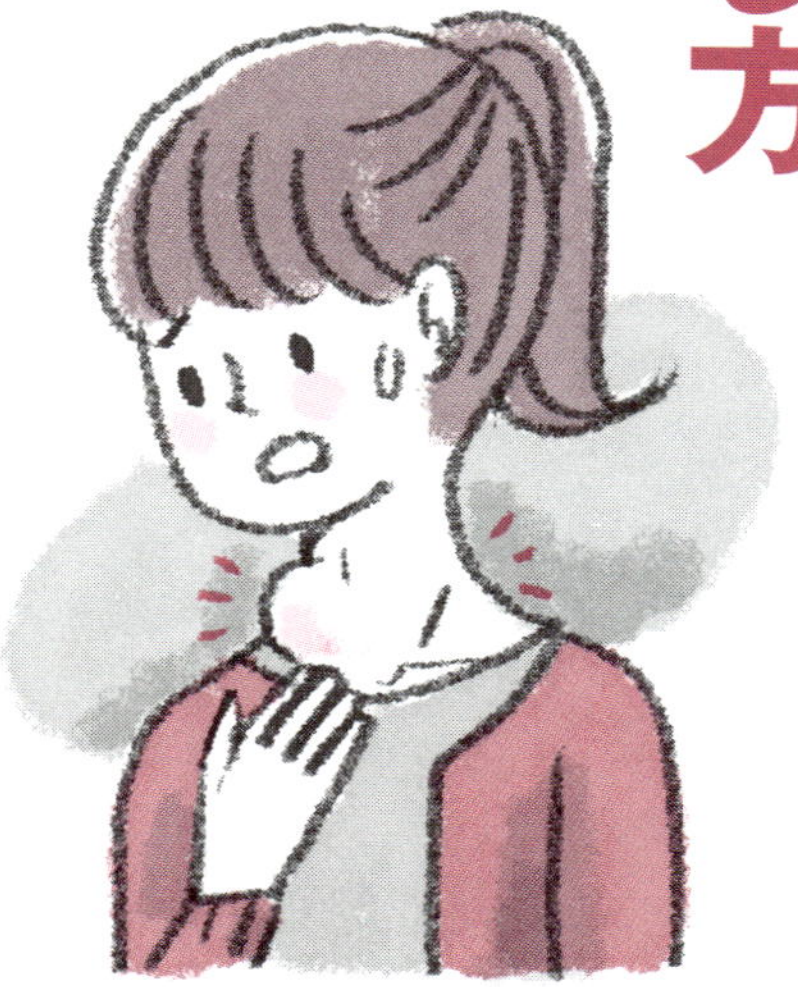

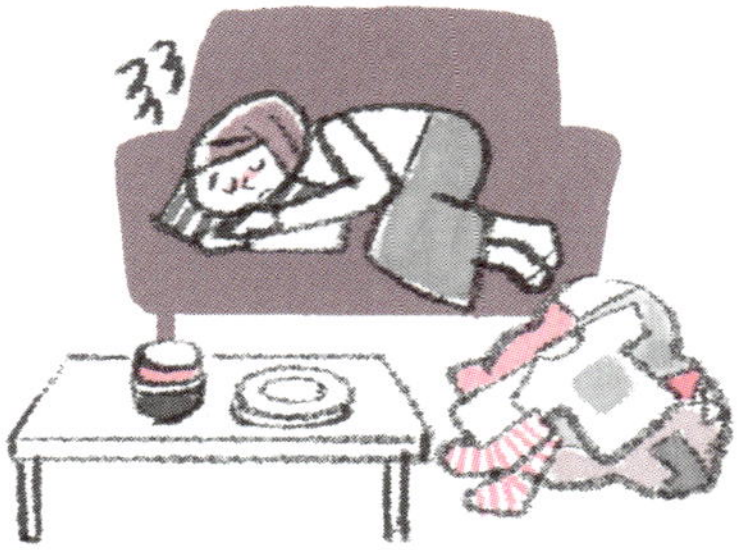

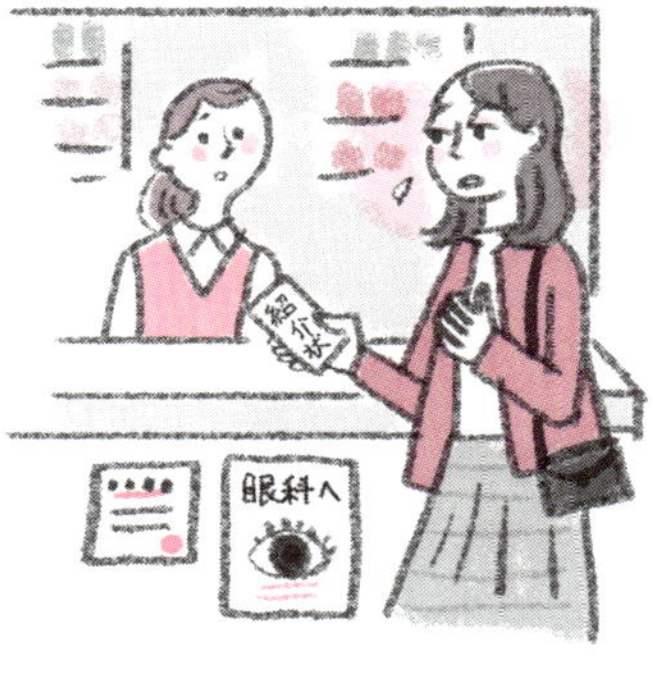
紹介状
眼科へ

第3章 甲状腺が働かない――橋本病とわかったら …… 49

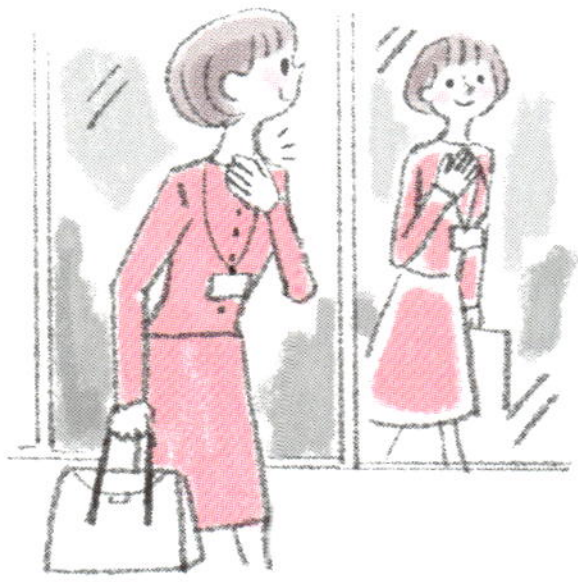

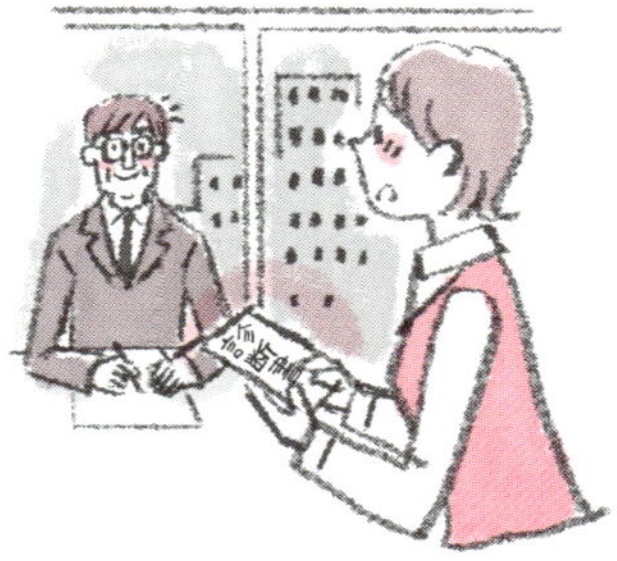

第4章 しこりができる――腫瘍が見つかったら …… 59

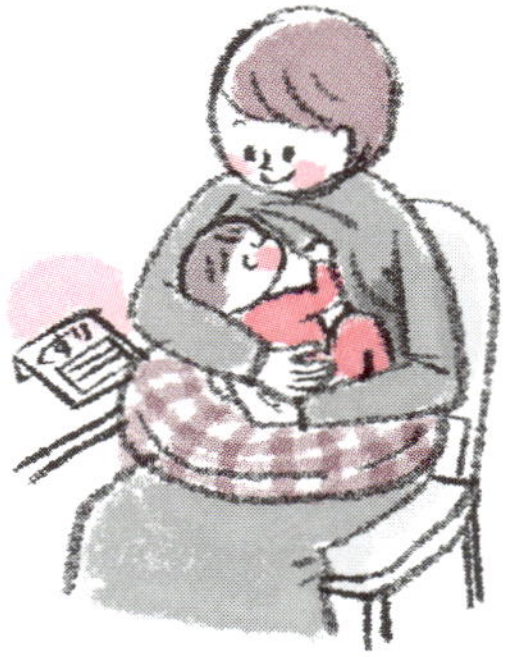
くすり

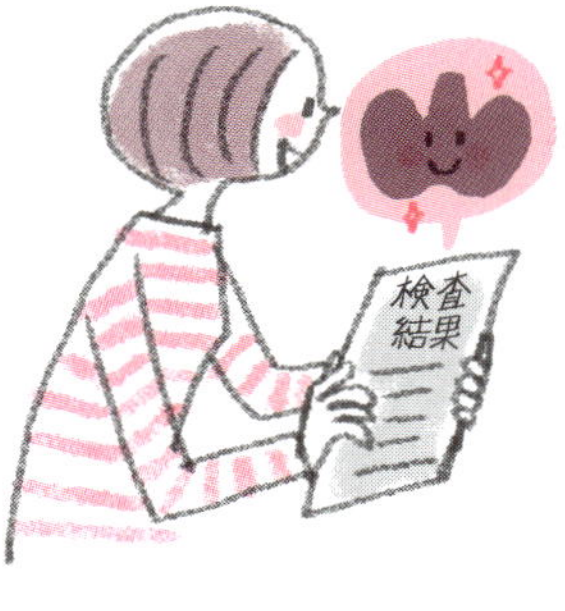
検査結果

比べてわかる！

甲状腺の病気のサイン

甲状腺の病気になっても、これといった特徴的な症状がないので、ほかの病気にまちがわれがち。全身の状態を比べてみて、当てはまるものが多ければ、甲状腺の病気を疑ってみましょう。

甲状腺の病気になると

甲状腺とは

全身の臓器や細胞の働きを活発にするホルモンを出す

食事でとった栄養は、体の中でエネルギーなど必要な物質に変換されて利用されます。これを「代謝《たいしゃ》」と言います。

甲状腺は、甲状腺ホルモンをつくり分泌することで、体内の臓器や細胞の代謝を促しています。甲状腺ホルモンの働きで、私たちの体は活発に動くことができるのです。

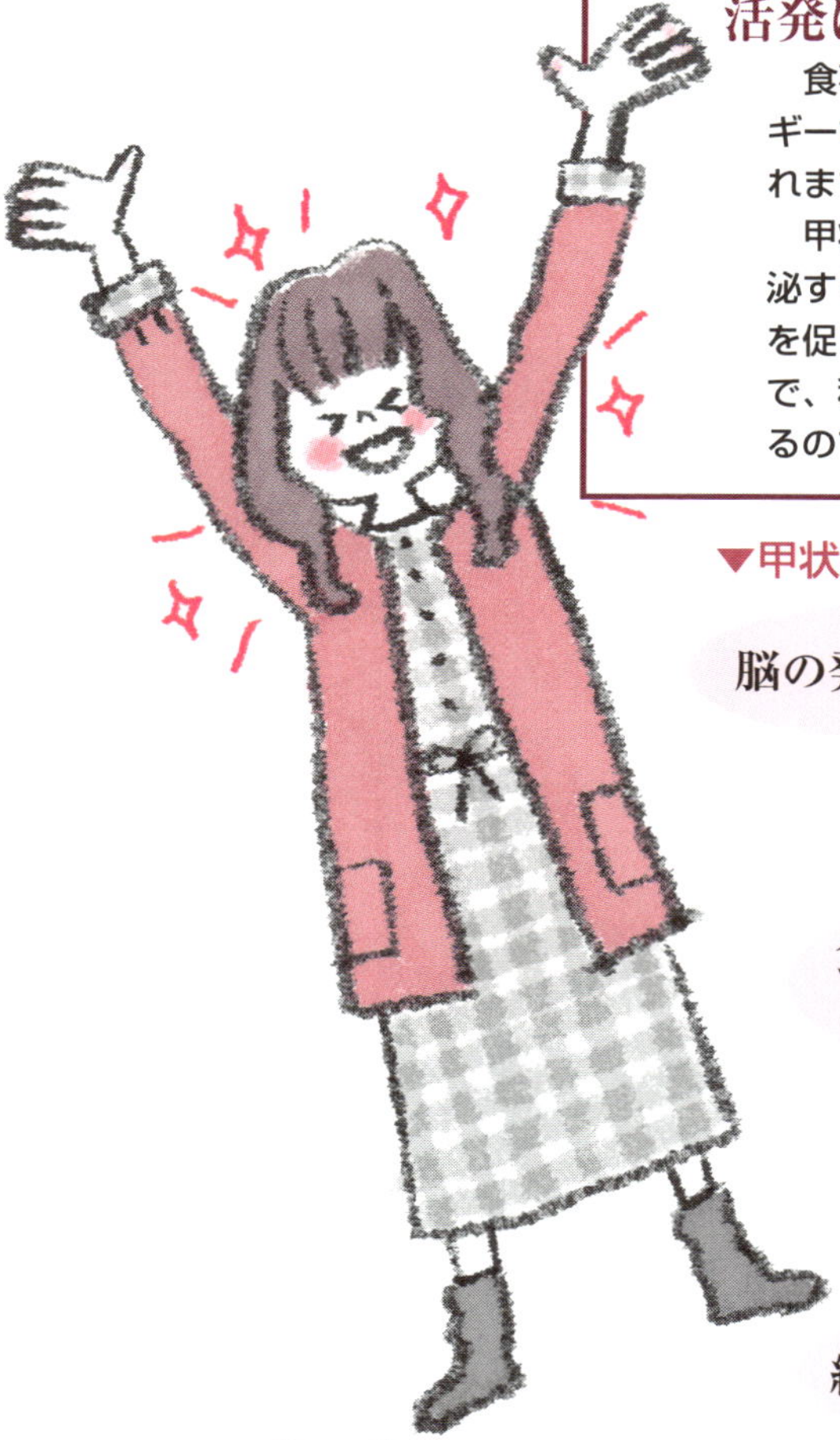

▼甲状腺ホルモンは

- 思考を活発にする
- 脳の発育を促す
- 体や骨の成長を促す
- 食べたものを吸収して、エネルギーにする
- 糖の吸収をよくして血糖値を上げる
- 細胞の代謝を促す
- 体温を保つ
- 肝臓に働きかけて、血液中のコレステロール値を調整する

全身を元気にする働きがある

どちらの症状が多く当てはまる

もの忘れが多くなる、眠くなる、やる気がなくなる

食べないのに太る、むくむ

脈がゆっくりになる

寒がりになる

など

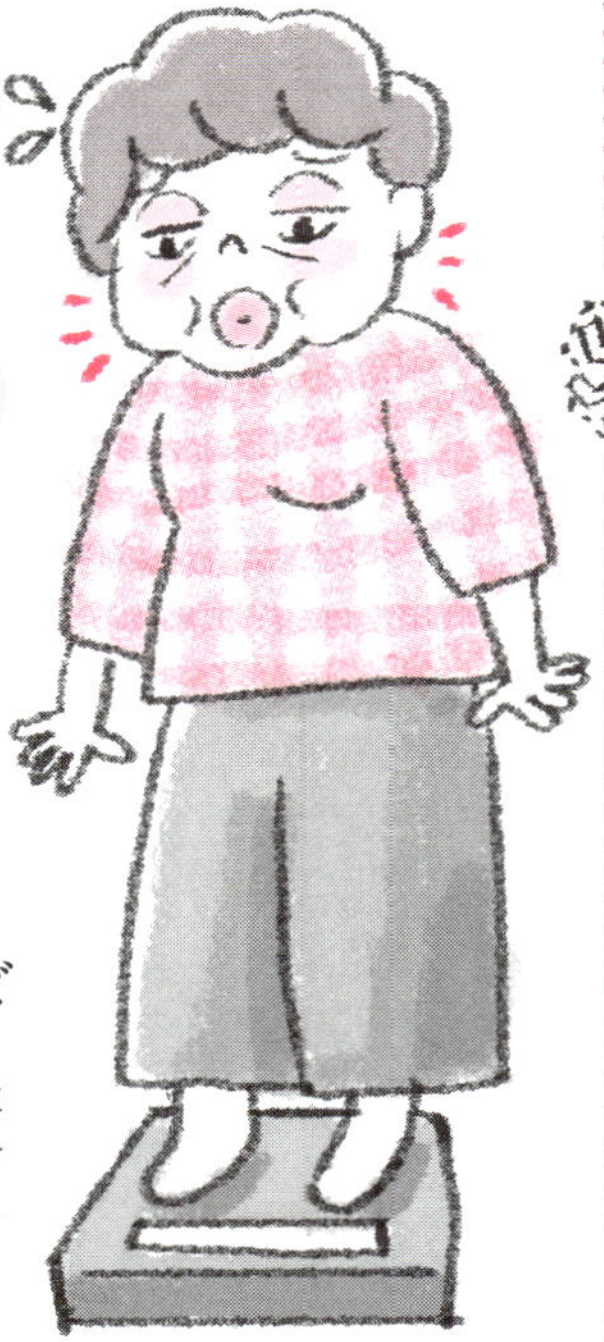

ほかにも、声がしわがれたり、血液中のコレステロール値が高くなったりする。全体的に元気がなくなり、老けたように感じる

元気がなくなる＝甲状腺が働いていない

原因となる代表的な病気は

橋本病

甲状腺に炎症が起きる病気。甲状腺の機能が低下して、甲状腺ホルモンの分泌が少なくなる。臓器などの代謝が低下して、全身に不調が起こる

くわしくは 50 ページへ

イライラする、せっかちになる、集中力がなくなる

食べすぎるのにやせる

脈が速くなる、増える

暑がりになる、汗をよくかく

など

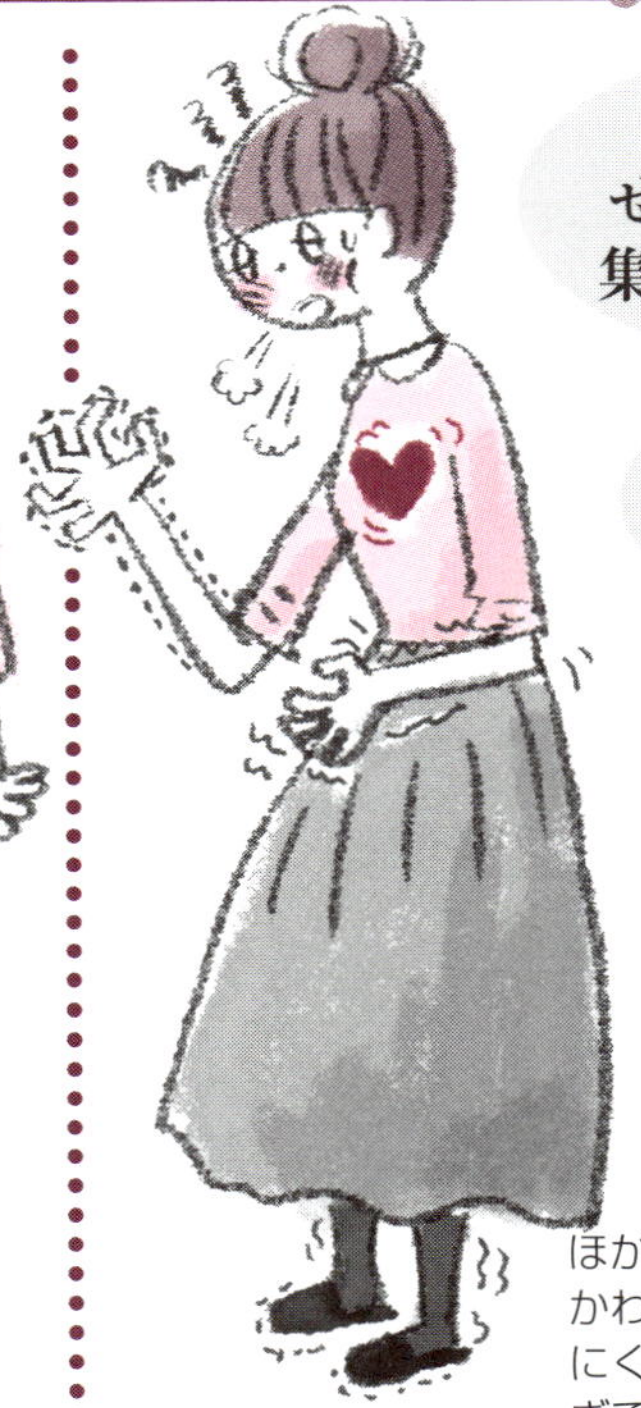

ほかにも疲れやすくなる、のどがかわく、手足がふるえて力が入りにくいなど。心身が活発になりすぎて、元気が空回りしている状態

元気すぎる＝甲状腺が働きすぎている

原因となる代表的な病気は

バセドウ病

甲状腺ホルモンの分泌が多すぎる病気の１つ。全身の代謝が高まり、体に大きな負担がかかってしまう

くわしくは 26 ページへ

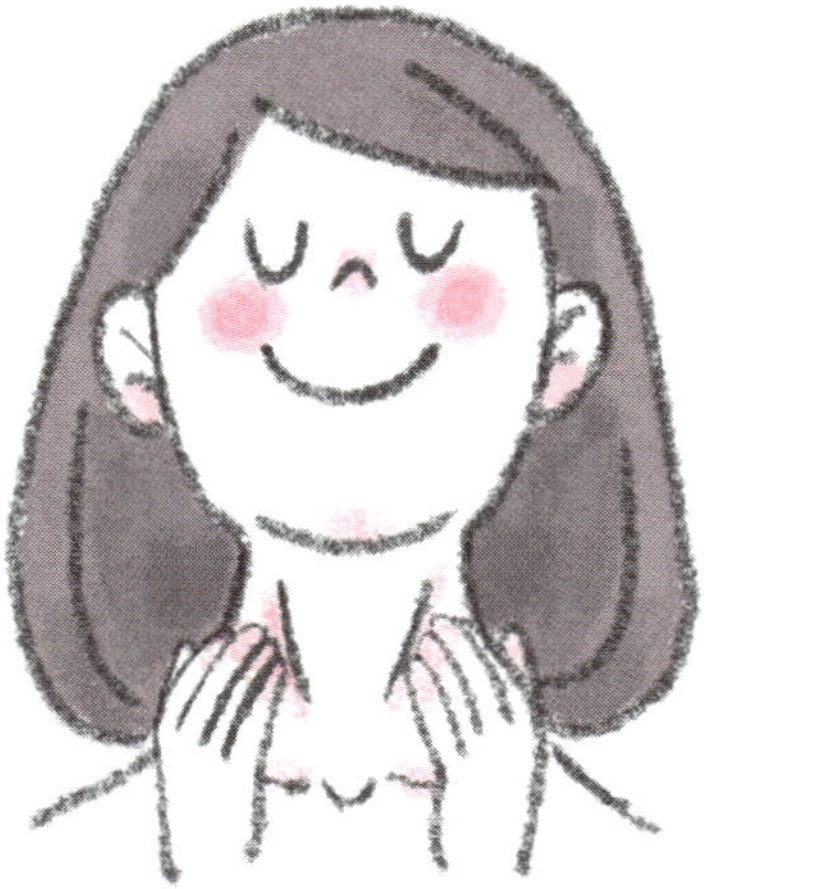

甲状腺の場所は

首の前側にある

甲状腺はのどの前側、のど仏と鎖骨のあいだにある器官で、気管を包むように位置しています。薄くてやわらかいので、異常がなければ首を触ってもどこにあるかはわかりません。

甲状腺の病気になると

どちらに当てはまる

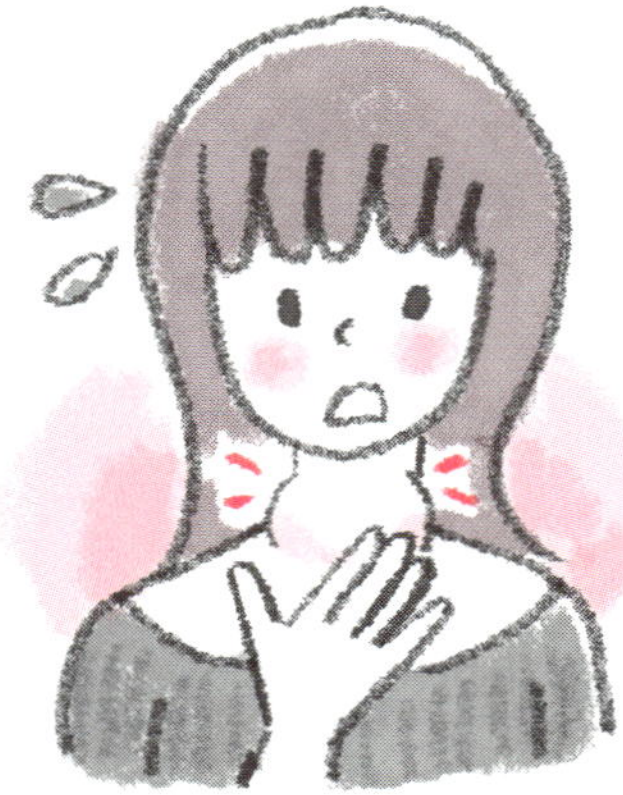

首が全体的に太くなる、大きくなる

首は太くなるが、こちらも痛みや飲み込みにくさなどの症状はあまり起こらない

首が太くなったように見える

原因となる代表的な病気は

バセドウ病、橋本病

甲状腺がそのままの形で大きくなる病気。バセドウ病はやわらかくなめらかな腫れ、橋本病では表面がかたくごつごつした腫れという違いがある

くわしくは 28、52 ページへ

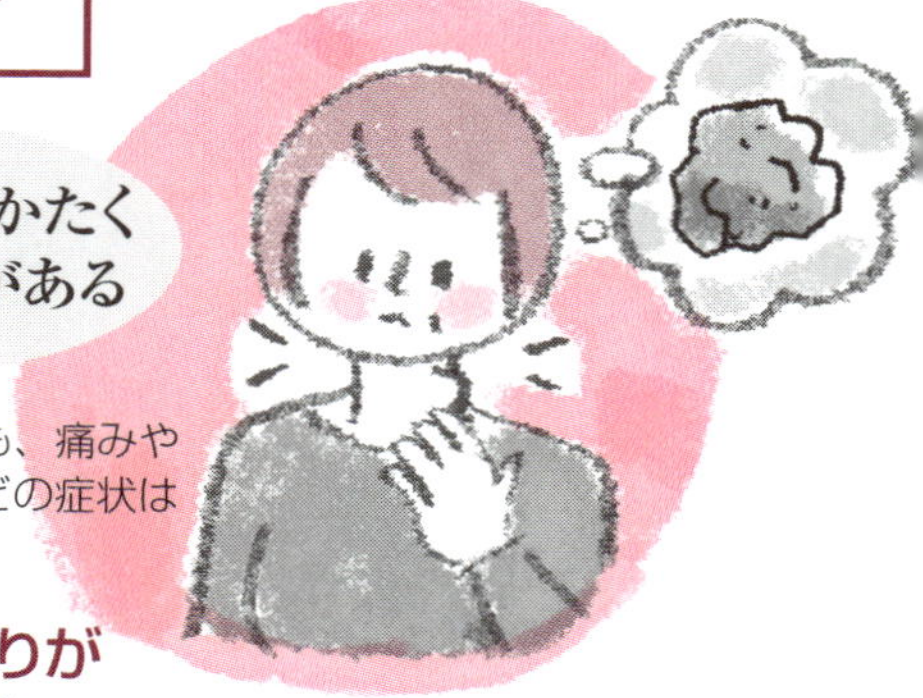

首の一部がかたくなる、しこりがある

しこりが大きくても、痛みや飲み込みにくさなどの症状はほとんどない

かたいしこりがあるだけ

原因となる代表的な病気は

甲状腺腫《しゅ》瘍《よう》

甲状腺の細胞が増えすぎる病気。がんをイメージしがちだが、いろいろな種類があり、良性のものが多い

くわしくは 60 ページへ

第1章
甲状腺と病気について知ろう

甲状腺は“元気のみなもと”をつくって、
全身を活発にさせる働きがあります。
甲状腺の病気になっても、疲れや年齢などのせいにして
放っておく人も多いのです。
きちんと診断と治療を受ければ、元の生活に戻ることができます。

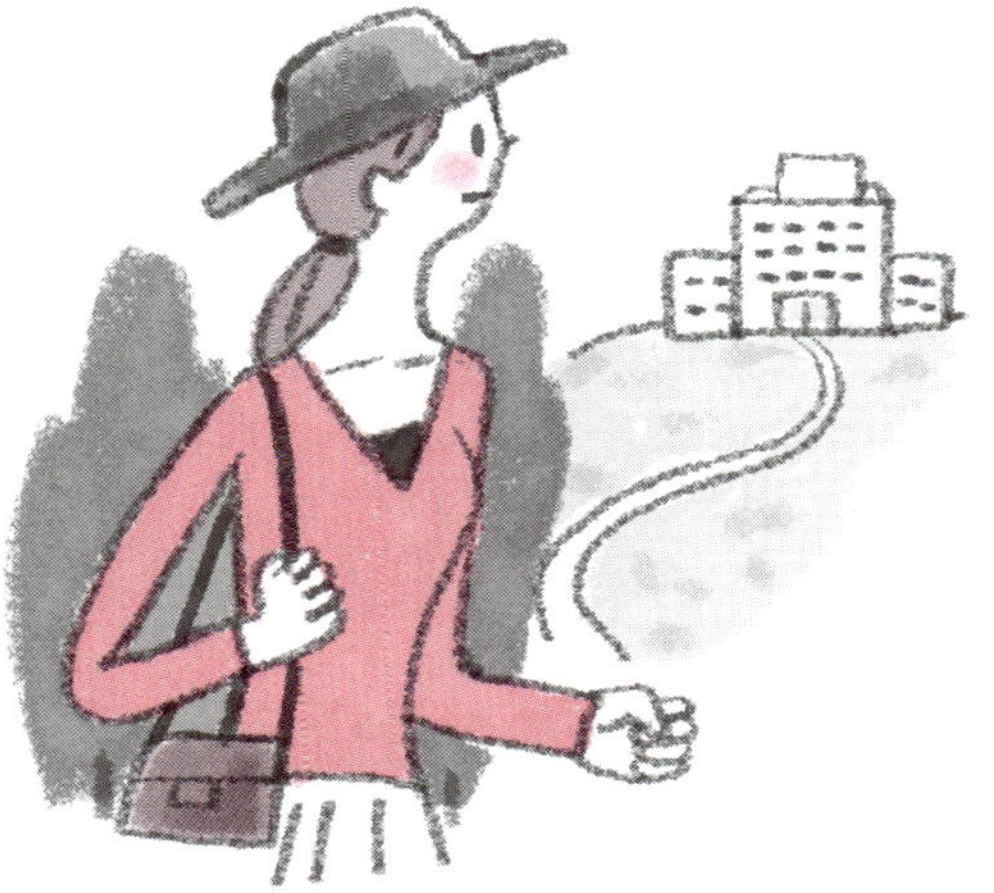

甲状腺の病気になった人へ

イメージや思い込みで怖がらないで

甲状腺に異常があるとわかり、これから先のことが不安になっているかもしれません。でも、大丈夫です。適切に対応していけば、健康な人と同じような生活が送れます。

これからの見通しを立てておこう

甲状腺の病気は“治りにくい”というイメージがあるかもしれません。たしかに、治療には時間がかかることもありますが、適切に対応していけば元気に暮らしていけます。

診断を受ける

甲状腺の病気にはいろいろな種類があり、同じ病気でも病状はさまざま。正確な診断を受けることが、適切に対応していくための第一歩です。

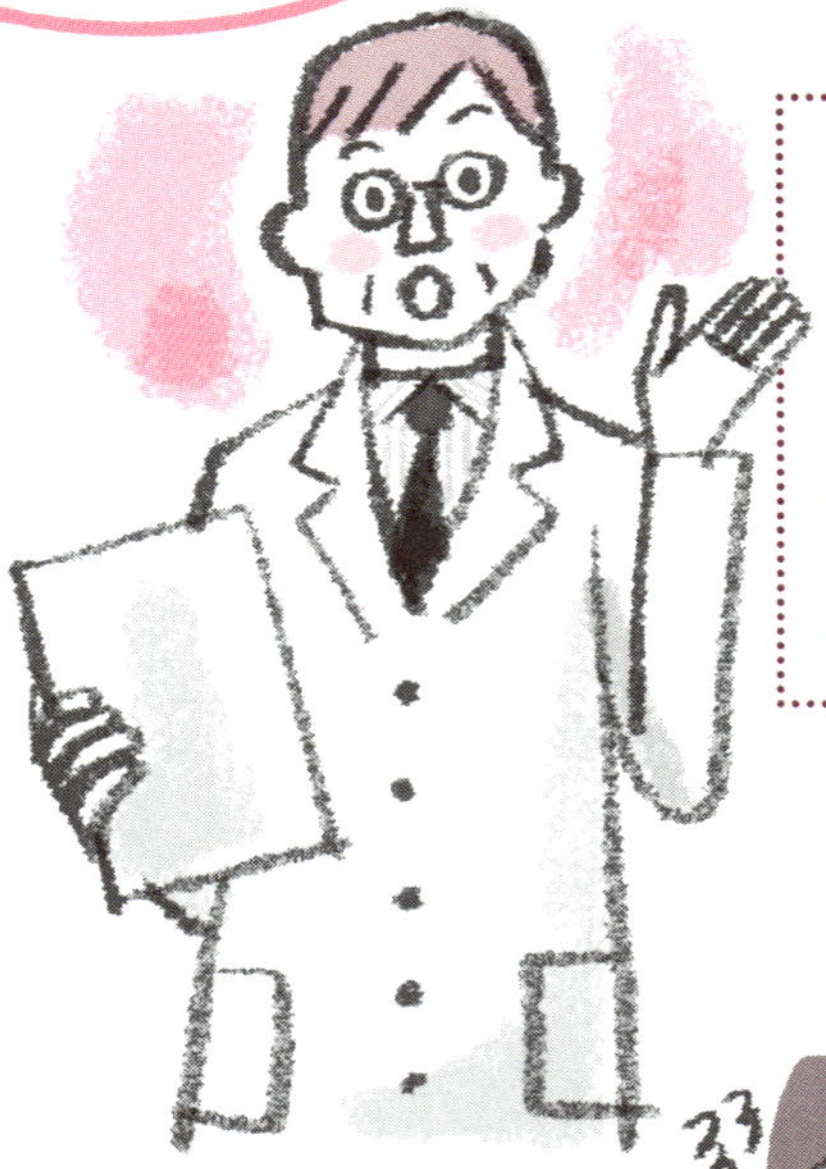

甲状腺の病気は専門医にみてもらおう

症状を告げるだけでは、別の病気と誤解されることも。甲状腺の専門医にみてもらおう（16 ページ参照）

放っておくと……

●日常生活に支障をきたす
●全身に悪影響が及ぶ

甲状腺から分泌される甲状腺ホルモンには、全身の活動を左右する重要な働きがあります。単なる体調不良と決めつけて放っておかず、甲状腺に異常がないか調べておきましょう。

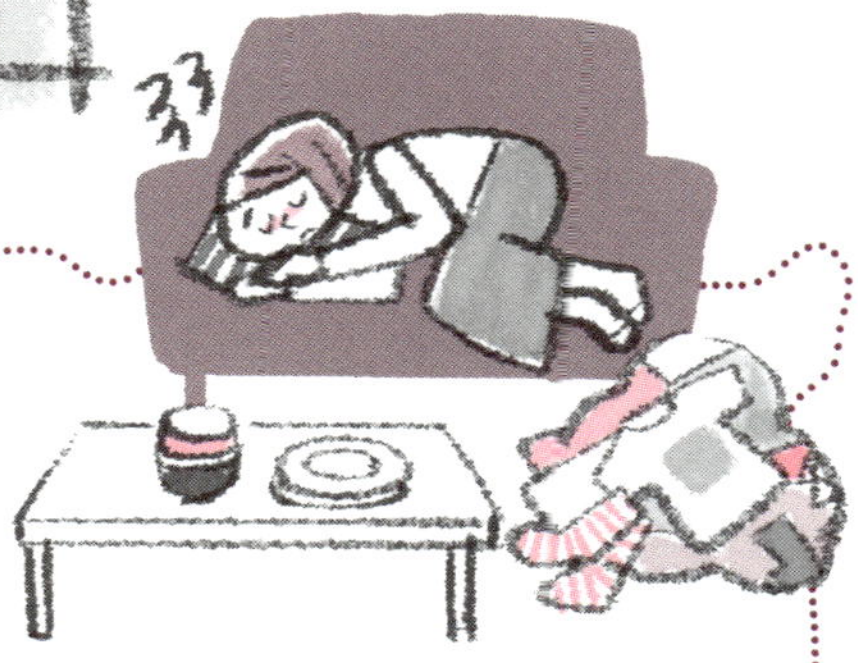

病気によっては寝ても楽にならず、家事や仕事が十分にできないことも。気分も落ち込みがちに

きちんと治療すればよくなる病気

　甲状腺に起こる病気には、バセドウ病や橋本病、甲状腺腫瘍など、さまざまなものがあります。そのほとんどは、直接命にかかわるような怖い病気ではありません。

　治療は長くなることもありますが、うまくコントロールできていれば、日常生活にはまったく影響しません。今、不快な症状に苦しめられている人も、適切な治療で改善していきます。

　治療のしかたは、病気によって違う点もあります。不調が甲状腺の病気だとわかったら、自分の病気のこと、治療のことをよく知り、心配や不安を減らしましょう。

基本は通院

甲状腺の病気で治療を始める患者さんの９割以上は、入院の必要はありません。定期的に通院しながら、治療を続けられます。

まれに入院

ほとんどの治療は通院で受けられますが、手術が必要なときなど、入院が必要なこともあります。

治療は長くなることもある

薬での治療は、数ヵ月〜数年かかることが多い。甲状腺ホルモン薬の服用が必要な場合は、基本的に生涯のみ続ける。定期的な検査も必要

健康な人と同じような生活ができる

治療を受けてすっかりよくなった場合はもちろん、薬をのみ続けている場合も、甲状腺ホルモンの量が安定すれば、健康な人と同じような生活が送れるようになります。

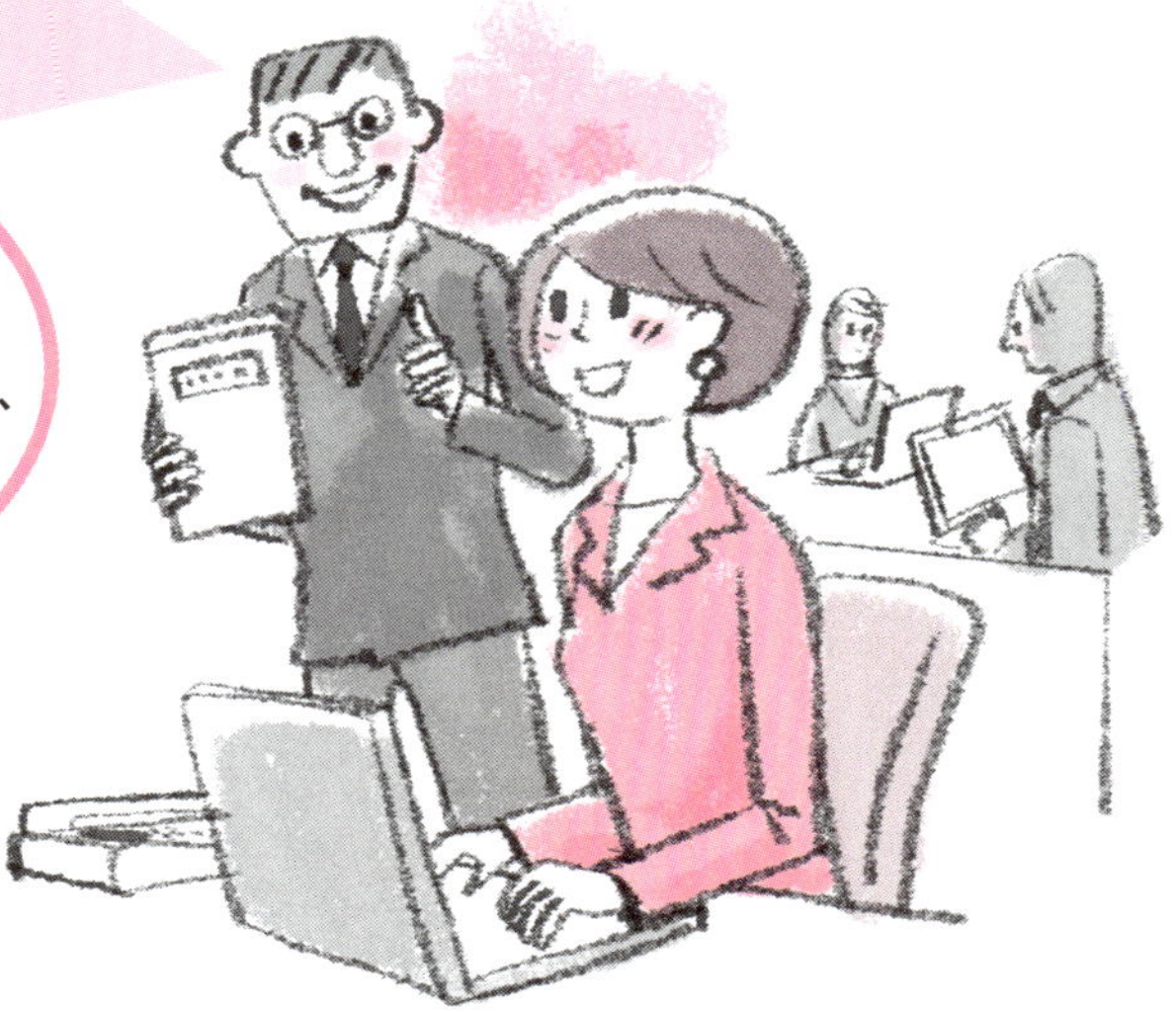

家事や仕事もできるようになる

甲状腺と甲状腺ホルモン

体と心の「元気」をコントロールする

甲状腺は小さな器官ですが、体の働きを正常に保つうえで重要な役割を果たしています。甲状腺がどこにあり、どんな働きをしているのか、まずはそこから確認しておきましょう。

甲状腺はのどにある小さな器官

甲状腺は、蝶が羽を広げたような形の器官です。臓器や細胞が元気に活動するために欠かせない甲状腺ホルモンをつくり、分泌しています。

▶前から見ると

健康な甲状腺は縦3～4cm、重さおよそ18g、厚さは数mm 程度

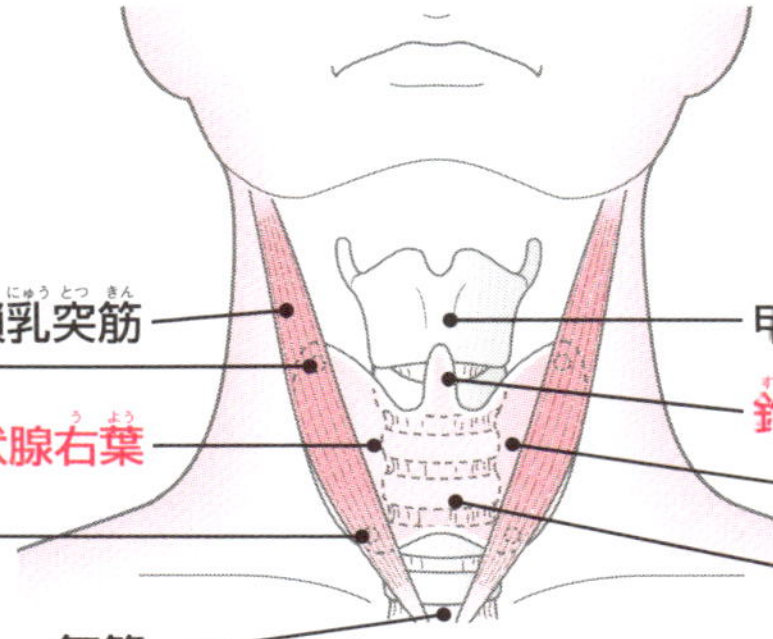

▼上から見ると

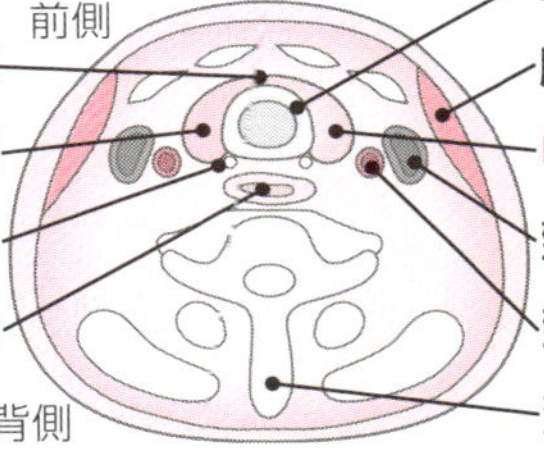

健康な甲状腺は薄くてやわらか。気管の前面に位置しているが、筋肉におおわれているため、通常は皮膚の上から指で触れても、どこにあるかわからない

じつは別もの! 甲状腺と副甲状腺

副甲状腺は甲状腺の左右の裏側にある米粒大の4つの器官。「副」がついているが甲状腺とはまったく別のもの。血液中のカルシウムの濃度を調節する「副甲状腺ホルモン」をつくる（48 ページ参照）

ごくわずかなホルモンで全身の働きが変わる

甲状腺ホルモンをはじめ、体内にはさまざまなホルモンがあります。ホルモンは体内でつくられるもの。血液中のホルモン量はごくわずかですが、それぞれに体の働きを調節する役割を担っています。

ホルモンをつくって血液中に分泌するところを「内分泌《ないぶんぴつ》器官」といいます。甲状腺は人体最大の内分泌器官であり、そこから出てくる甲状腺ホルモンの働きはじつに多彩です。元気な体と心を保つために欠かせないもの、それが甲状腺ホルモンなのです。

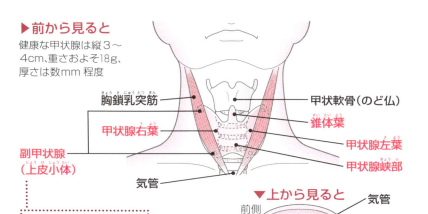

甲状腺ホルモンを出して全身を元気にする

甲状腺の役割は、甲状腺ホルモンをつくって分泌すること。ホルモンの分泌量は、脳と連動しながら、ちょうどよい量に調節されています。

原料はヨウ素

ヨウ素（ヨード）は、甲状腺ホルモンの原料となる物質。海藻や魚などに豊富に含まれています。日本では通常の食生活で、不足する心配はありません（82ページ参照）。

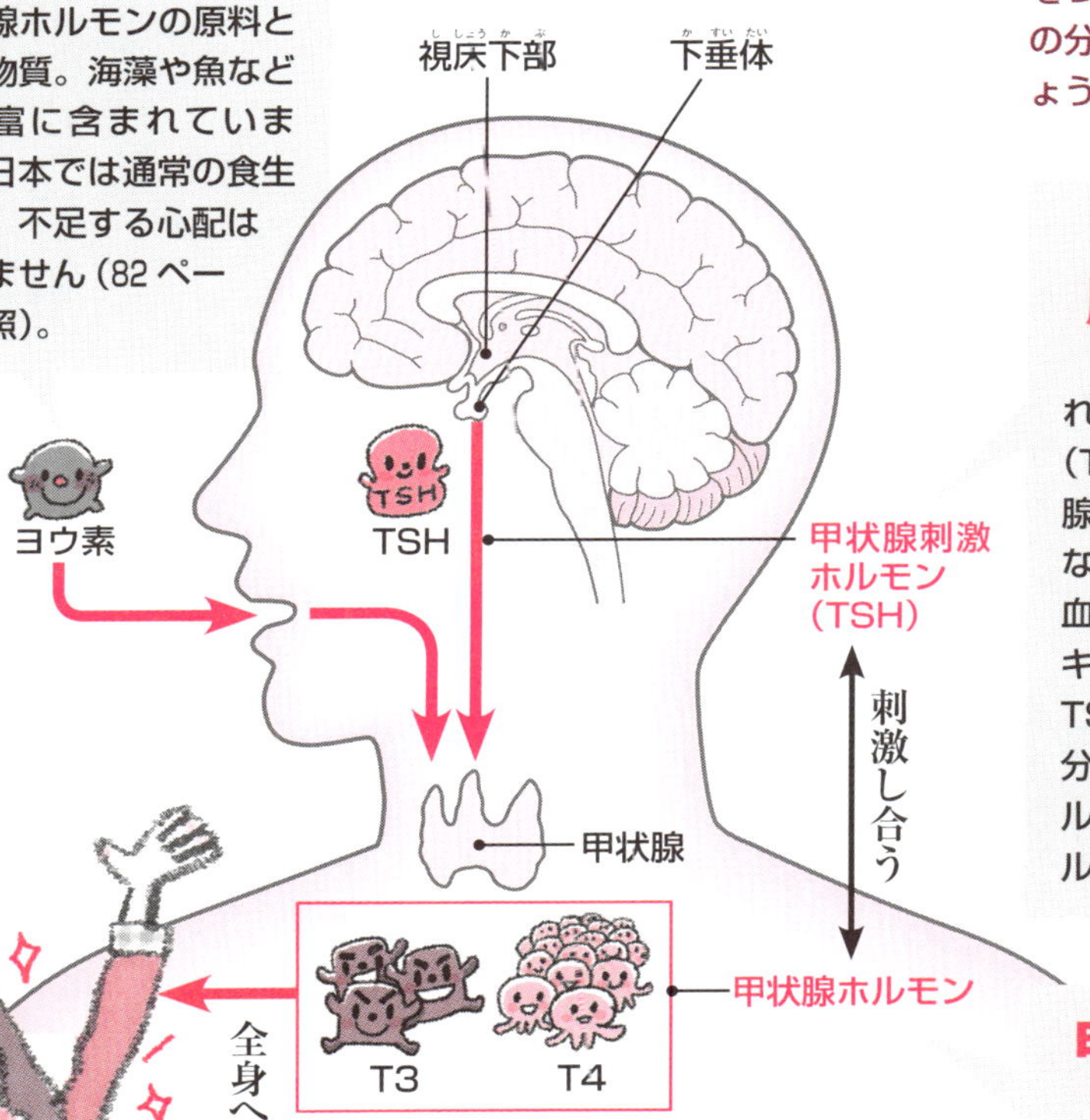

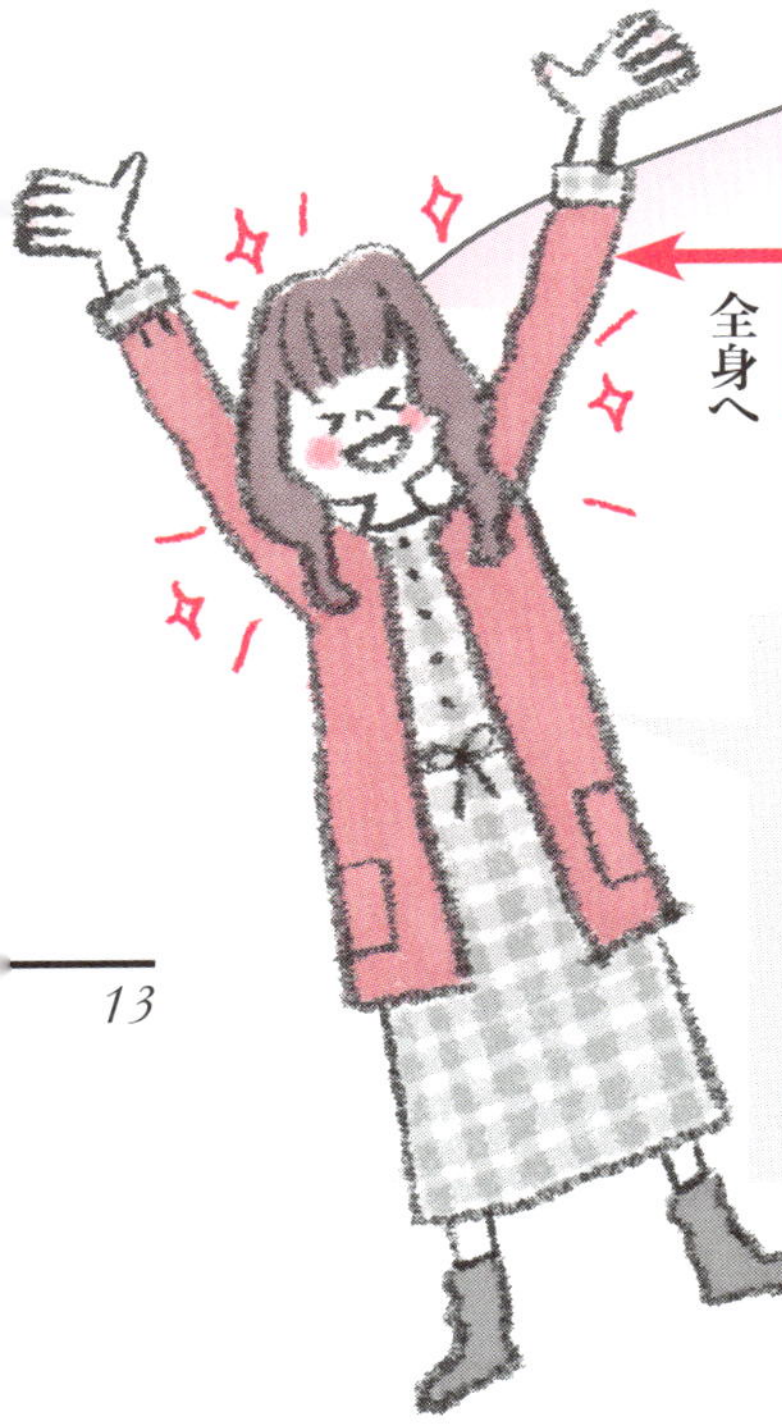

分泌量は脳がコントロール

甲状腺は、下垂体から分泌される甲状腺刺激ホルモン（TSH）の刺激を受けて、甲状腺ホルモンの合成、分泌をおこないます。視床下部と下垂体は血液中の甲状腺ホルモンの量をキャッチし、不足していればTSHを分泌し、足りていれば分泌を止めることで、甲状腺ホルモンを適正な量にコントロールしています。

甲状腺ホルモンは2種類ある

甲状腺は、トリヨードサイロニン（T3）と、サイロキシン（T4）という2種類のホルモンをつくり、血液中に分泌しています。T3は分泌量が少ないものの、ホルモンとしての働きはT4より強力。逆にT4は効き目が長いのが特徴です。

甲状腺ホルモンが全身に働く

食事でとった栄養やエネルギーを全身の細胞に届け、必要なものに変えるしくみを「代謝」といいます。甲状腺ホルモンは、全身の臓器や細胞の代謝を活発にする働きがあります。

甲状腺の病気の種類

甲状腺の形や働きに異常が起こる

ひと口に「甲状腺の病気」といっても、その種類はいろいろです。甲状腺の形や働きをみていくことで、それぞれの病気の特徴がつかみやすくなります。

病気の特徴を二つの面からとらえる

甲状腺の病気になると、甲状腺の形や働きのどちらか、あるいは両方に異常が現れます。

たいていの場合、腫れたり、しこりができたりといった形の異常がみられますが、わずかな変化は自分では気づきにくいこともあります。

また、働き自体は保たれていることもあれば、異常が起きていることもあります。

形と働きの両面から特徴を知り、甲状腺の病気に対する理解を深めていきましょう。

しこりが見つかる例が増えている

自覚症状に気づいて受診する人もいますが、近年は、人間ドックを受けたときなどに甲状腺にごく小さいしこりが見つかり、受診する患者さんも増えています。

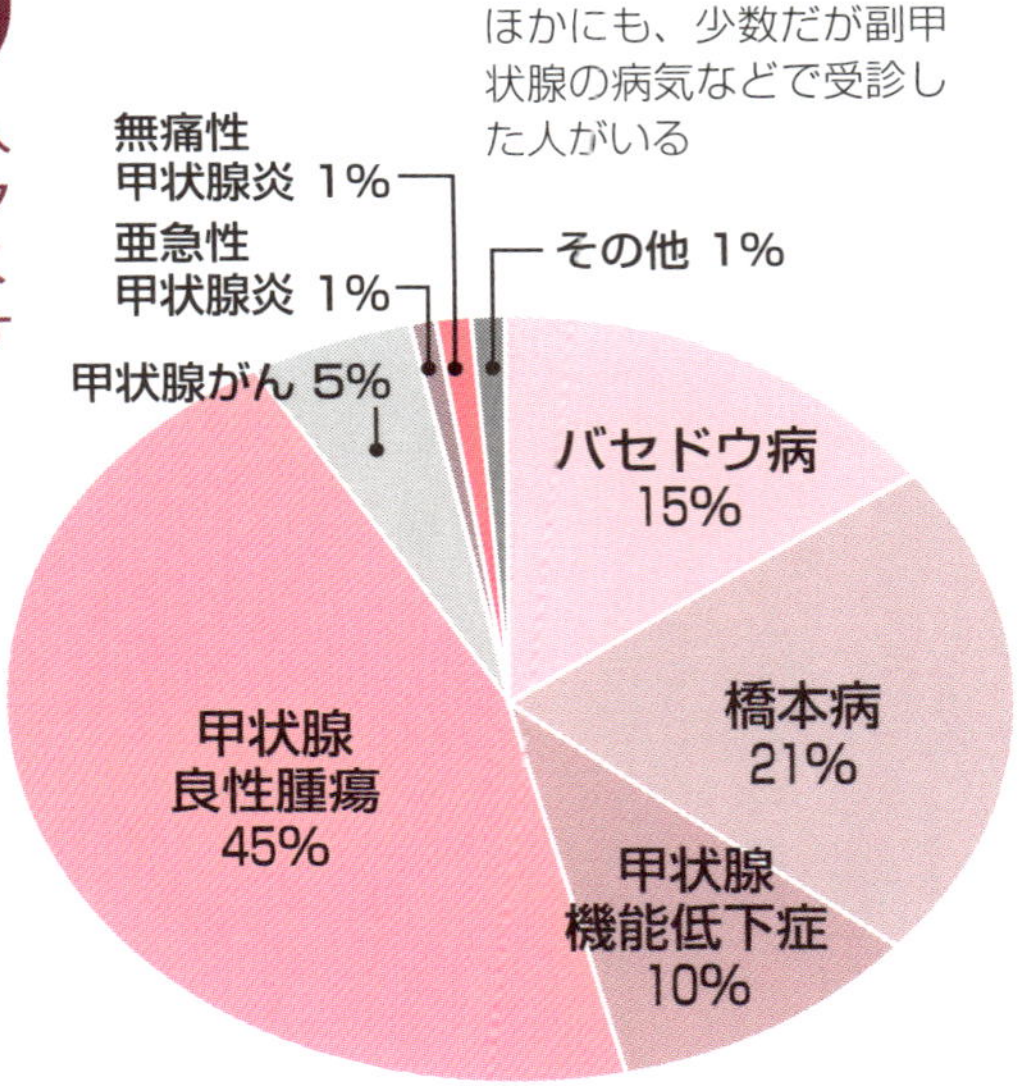

▶病気別の患者さんの割合

受診した患者さんの内訳と、実際の発生比率は必ずしも一致しない。甲状腺の病気でも気づいていない人が少なくない

（伊藤病院の初診患者、2015 年）

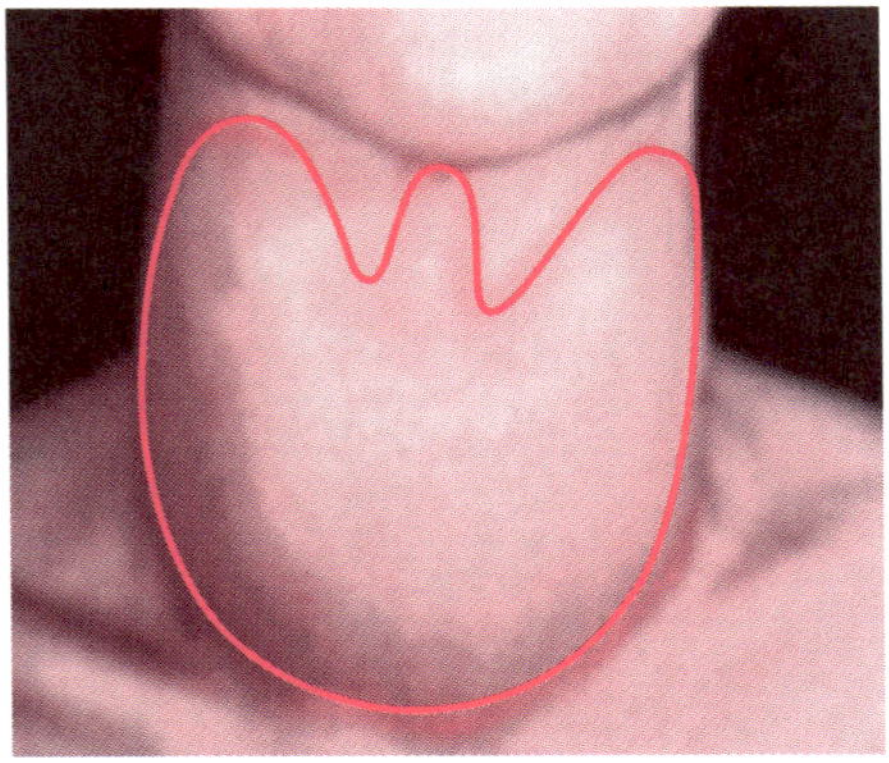

◀甲状腺の形に異常がある例

左はバセドウ病の首の様子。甲状腺全体が大きく腫れ、首全体が太く見える

甲状腺の病気の種類

甲状腺の病気には多くの種類があります。甲状腺に腫れやしこりがある状態を「甲状腺腫」といいますが、これは症状名にすぎません。具体的な病名は形や働きの状態によって違います。

▼甲状腺の病気を形と働きから分けると

働き ＼ 形	しこりができる（結節性甲状腺腫） 甲状腺の一部に、ぐりぐりとしたコブ状のしこりができる	腫れて大きくなる（びまん性甲状腺腫） 「びまん」とは一面に広がること。甲状腺が全体に大きく腫れる
正常	●甲状腺腫瘍 （60ページ参照） 腫瘍ができる原因はいろいろ。大きくは良性腫瘍と悪性腫瘍に分けられる	●単純性びまん性甲状腺腫 成長期の若い人にみられることがある。特に治療しなくても、ほとんどが自然に治る ●橋本病 （50ページ参照）
異常：働きすぎる（甲状腺機能亢進症など）	●亜急性甲状腺炎 （46ページ参照） ●プランマー病 （甲状腺機能性結節、47ページ参照）	●バセドウ病 （26ページ参照） ●無痛性甲状腺炎 （46、56ページ参照）
異常：働かない（甲状腺機能低下症）		●橋本病 機能は正常に保たれていることや、腫れが小さく気づきにくいこともある。見逃されている場合が多い

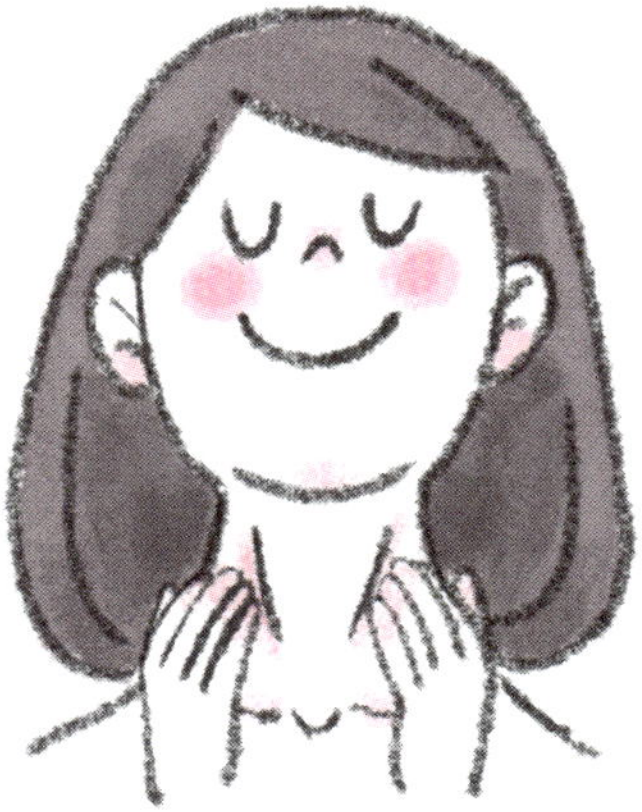

甲状腺の形の異常は、のど仏と鎖骨のあいだを触るとわかる

受診の流れ

内分泌科を受診して専門医の診断を受けよう

人間ドックや健康診断などで甲状腺の異常を指摘された場合はもちろん、七ページのような症状があるときは、甲状腺の病気にくわしい専門医にみてもらいましょう。

甲状腺の専門医を探して受診しよう

甲状腺の病気は、見すごされたり、ほかの病気とまちがわれたりすることがあります。適切な治療は、病状や患者さんの状態によって違います。甲状腺にくわしい専門医のもとで診断・治療を受けましょう。

総合病院の内分泌科など

糖尿病の診察がメインのところもあるので、診療科名だけではなく、甲状腺の専門医がいるかどうか事前に確認を

甲状腺専門のクリニックへ

甲状腺の病気を専門に扱う病院やクリニックもある。専門的な検査・治療も受けられる

専門医や医療機関を見つける方法

日本甲状腺学会の基準をクリアした甲状腺の専門医や専門の医療機関は、学会のホームページで紹介されています。地域別に検索できるので、受診先の参考にしてみては。

◆日本甲状腺学会ホームページ
http://www.japanthyroid.jp/
トップページ→一般の皆さまへ→認定専門医名簿、または認定専門医施設名簿

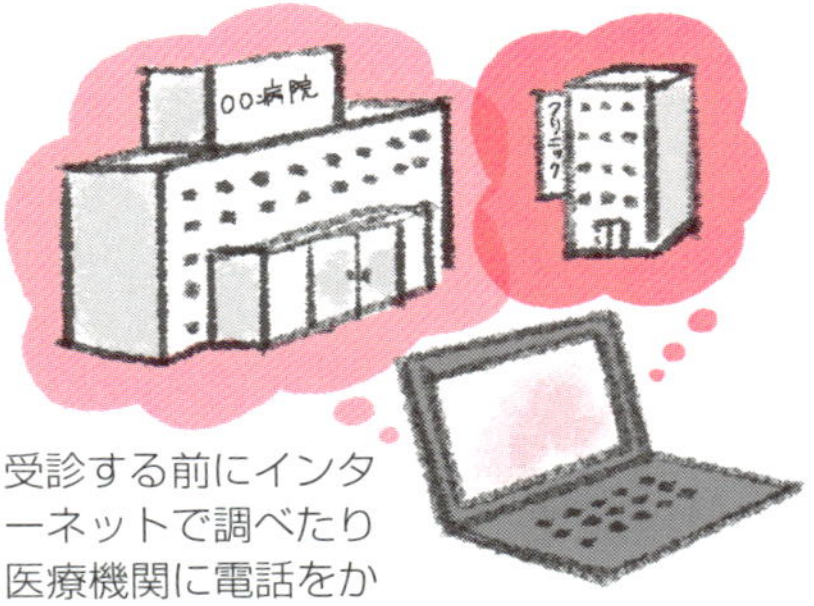

受診する前にインターネットで調べたり医療機関に電話をかけたりして確認を

適切な見立ては専門医にまかせよう

甲状腺の病気は、首の腫れや不快な症状（七ページ参照）が発見のきっかけになることもありますが、人間ドックや健康診断、ほかの病気の治療のために受けた検査などで、異常を指摘されることも増えています。

甲状腺の病気が疑われる場合は、甲状腺の専門医の診察を受けるようにしましょう。病気を見すごしてしまえば、必要な治療が受けられません。また、甲状腺に異常はあっても、すぐに治療をする必要がない場合もあります。治療方針の立て方が適切でないと、必要のない治療を受け続けることにもなりかねません。

受診の流れを知ろう

甲状腺の異常が疑われる場合には、病気かどうか、何の病気か、治療が必要な状態かどうかが確かめられます。触診と血液検査、超音波検査は必ずおこなわれ、必要に応じてそのほかの検査が追加されます。

受診

健診や別の医療機関で甲状腺の病気を指摘され、紹介状をもって受診する場合もある

問診

▼伝えることの例

●自覚症状と最もつらい（気になる）症状
●いつから症状があるか、強くなっているか
●現在通院している病気があるか
●今までに甲状腺の治療を受けたことがあるか
●今までにかかった大きな病気や手術歴
●アレルギーや薬の副作用の有無
●血縁に甲状腺の病気の人がいるか
●喫煙や飲酒の習慣

問診で聞かれる内容はどの医療機関でもほぼ同じ。答えられるように準備しておこう

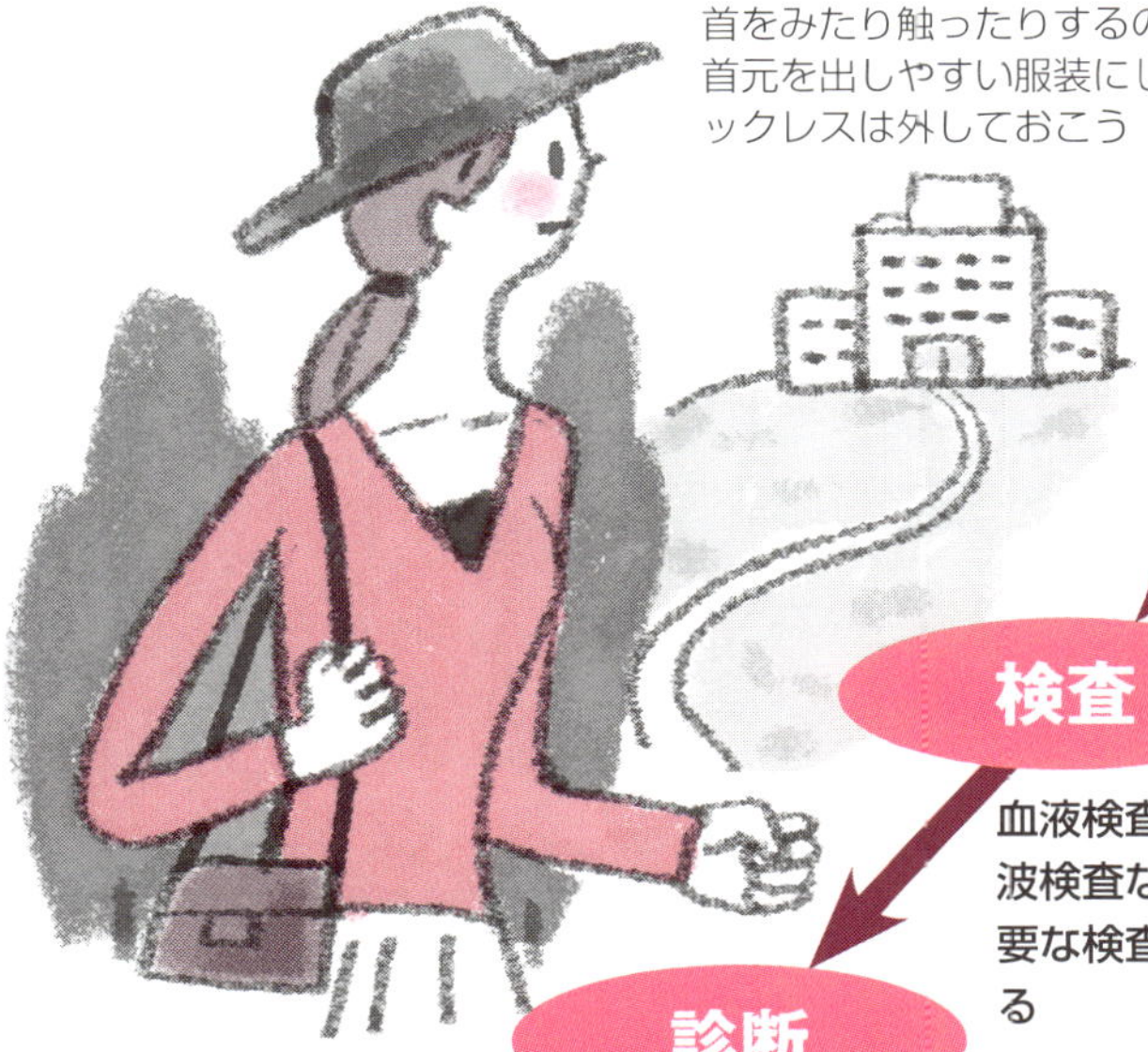

首をみたり触ったりするので、首元を出しやすい服装にし、ネックレスは外しておこう

触診

▼触診の様子

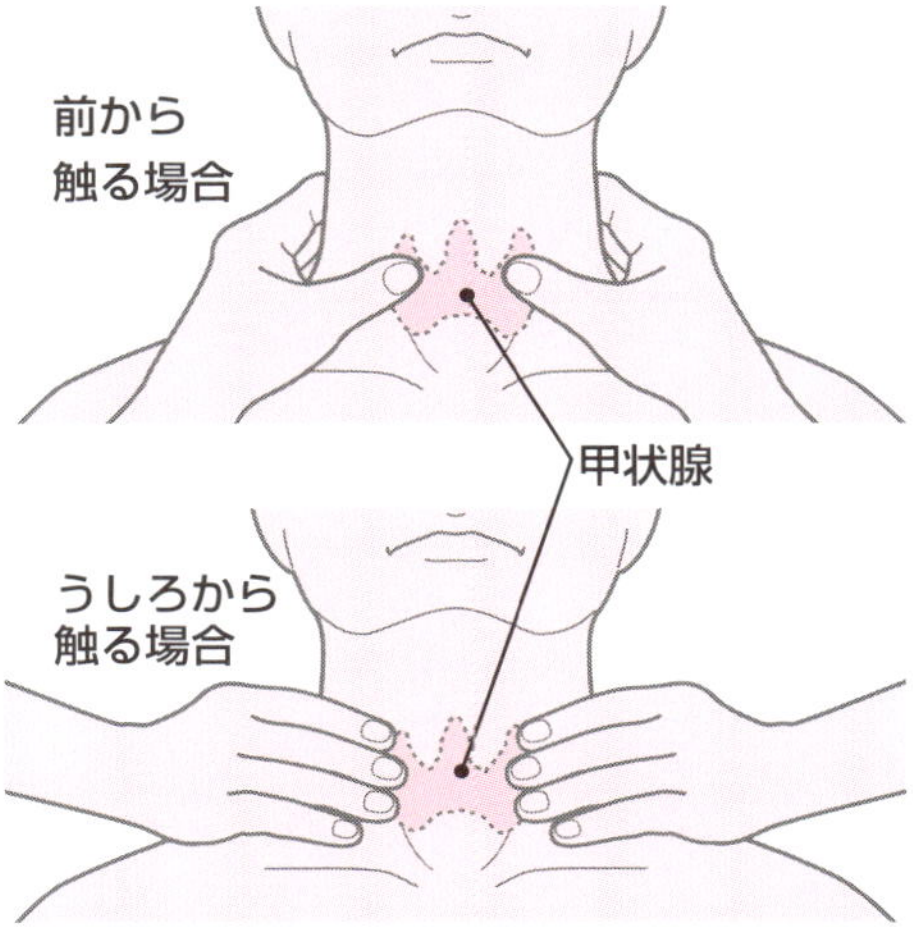

指で首に触れ、甲状腺の腫れやしこりがないかを調べる。甲状腺は体の表面に近いところにあるため、触診で状態を把握しやすい

検査

血液検査や超音波検査など、必要な検査を受ける

診断

治療開始

血液検査

ホルモンの量や抗体を調べて甲状腺の状態を知る

甲状腺の病気の診断に欠かせないのが血液検査です。血液中に含まれるホルモンの濃度や特有の抗体の有無などを調べ、甲状腺の働きぐあいや機能異常の原因を探っていきます。

自覚症状のない段階でも発見可能に

甲状腺機能を調べるのに欠かせないのが、ホルモンの検査です。

血液中の甲状腺ホルモンの大半は、たんぱく質と結合した形で存在しています。わずかながらたんぱく質と結合せず遊離しているものもあり、これが全身の細胞に取り込まれ、ホルモンとして作用します。この遊離型のホルモン（フリーT3、フリーT4）の量は、現在の甲状腺機能の状態を示す指標になります。

検査技術が進歩し、ごく微量の遊離型ホルモンの測定が可能になったことで、より早い段階で甲状腺機能の異常を発見できるようになっています。

血液には情報がいっぱい

血液検査をすると、全身の健康状態がわかります。一般的な健康診断では、直接甲状腺機能を調べることはありません。しかし甲状腺機能の異常が、ほかの検査項目に影響することがあります。

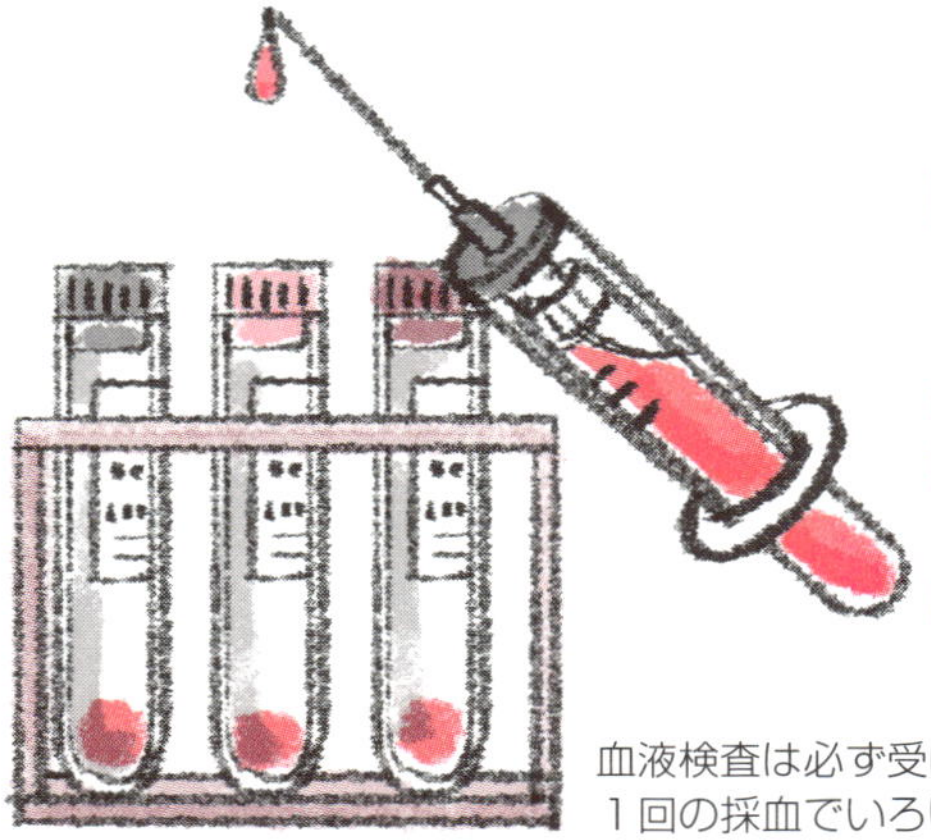

血液検査は必ず受ける検査の１つ。
１回の採血でいろいろなことがわかる

▼甲状腺機能の異常に伴う変化

検査項目		甲状腺が働きすぎると	甲状腺が働かなくなると
脂質	総コレステロール	低くなる	高くなる
脂質	中性脂肪	低くなる	高くなる
肝機能	AST・ALT	高くなる	高くなる
肝機能	ALP	高くなる	
血糖値		高くなる	
心電図		脈が速くなる	脈が遅くなる
血圧		上（収縮期）：上昇 下（拡張期）：低下	上：低下 下：上昇

甲状腺ホルモンは全身に働くため、甲状腺異常があるとほかの検査値にも異常をきたす。特にコレステロールは、甲状腺ホルモンが増えると減り、減ると増える傾向がある

ホルモン

甲状腺の機能をみる

血液中の２種類の甲状腺ホルモンと TSH の濃度を調べます。甲状腺疾患の専門病院などでは、30 分〜1 時間程度で結果がわかります。

FT3、FT4（フリーT3、フリーT4）

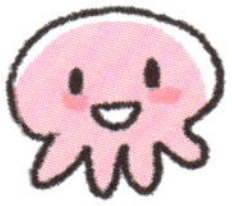

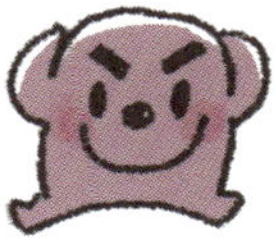

血液検査では、FT3 と FT4 を調べる。TSH の数値と併せて判断される。なお pg《ピコグラム》 は 1 兆分の 1g、ng《ナノグラム》 は 10 億分の 1g なので、とても少ないことがわかる

TSH

TSH は、甲状腺ホルモンの増減に合わせて下垂体から分泌される。TSH の検査値が低ければ甲状腺が働きすぎていて、高ければ働いていないことを示す

甲状腺の病気を調べる

甲状腺の病気が疑われる場合には、甲状腺の働きにかかわるホルモンの量や、自己抗体の有無、種類を調べます。

診断時だけでなく治療中も定期的に血液検査を受け、治療効果を確認していきます。

自己抗体

異常の原因がわかる

本来、「抗体」は外敵を排除する免《めん》疫《えき》のしくみの 1 つ。バセドウ病や橋本病の多くは、「自己抗体」という自分の組織を攻撃する抗体が増えてしまいます。

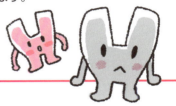

▼基準範囲と主な変化

検査項目		正式名称	基準範囲※1	病気による主な変化
ホルモン	FT3	遊離トリヨードサイロニン	2.2〜4.3pg/mL	バセドウ病は高値、橋本病の約2割は低値
	FT4	遊離サイロキシン	0.8〜1.6ng/dL	
	TSH	甲状腺刺激ホルモン	0.2〜4.5μIU/mL	バセドウ病は低値、橋本病の約3割は高値
自己抗体※2	TRAb	抗TSHレセプター抗体	2.0IU/L未満	バセドウ病の多くは陽性
	TSAb	甲状腺刺激抗体	120%以下	バセドウ病の多くは陽性
	TgAb	抗サイログロブリン抗体	40IU/mL以下	橋本病の多くは陽性、バセドウ病もしばしば陽性
	TPOAb	抗甲状腺ペルオキシダーゼ抗体	28IU/mL以下	橋本病の多くは陽性、バセドウ病もしばしば陽性

※1　伊藤病院独自の基準。他施設とは異なる場合がある
※2　基準範囲を超えると陽性となる

画像検査①超音波検査ほか

甲状腺の形や大きさ、内部の様子を調べる

超音波検査は、甲状腺の病気に対する画像検査としては最も基本的な検査。しこりがみられる場合には、さらにくわしく病変の様子を調べていきます。

超音波検査は基本の検査

超音波検査は、甲状腺の病気が疑われる場合には必ずおこなわれる検査の１つ。痛みもなく簡単に受けられ、しかも近年では鮮明な画像を得られます。

診断がついたあとも、経過をみるための検査として定期的に用いられます。

超音波検査

検査時間は 10～20分間程度。首に検査用のゼリーをぬり、器具を当てる。器具が発する超音波が臓器に当たって跳ね返ってくる反射波（エコー）をコンピュータ処理して画像化する

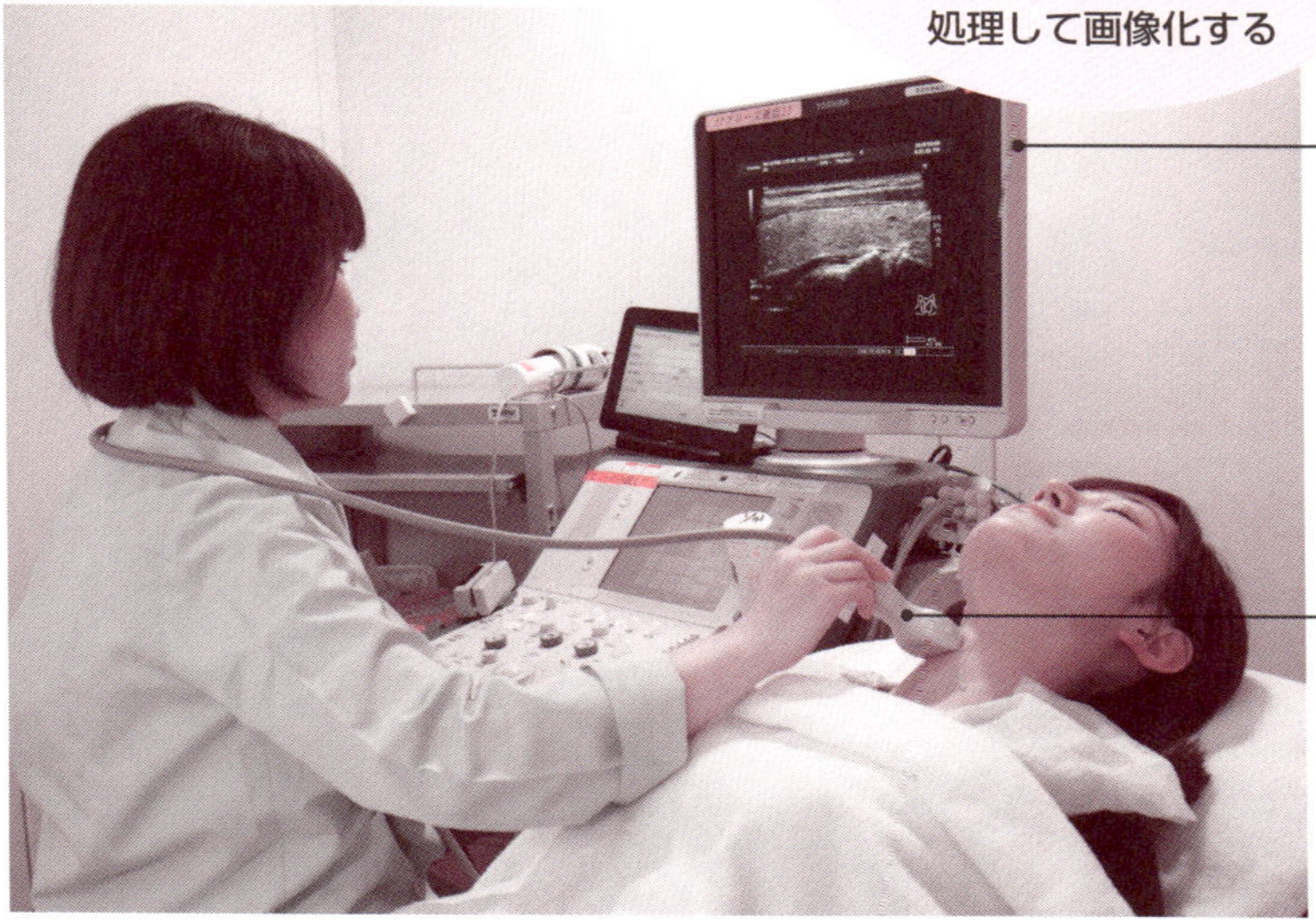

▼正常な甲状腺

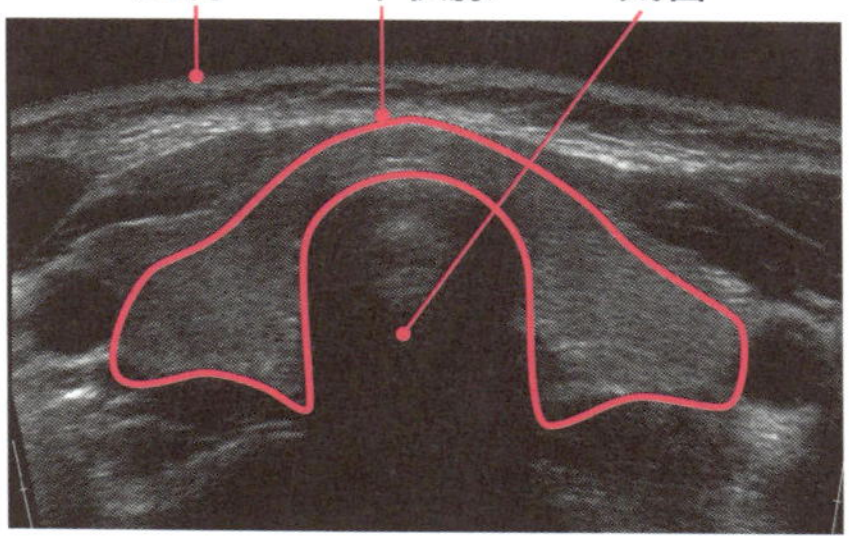

表面がなめらかで形がそろっている。内部も均一な色調

▼バセドウ病の場合

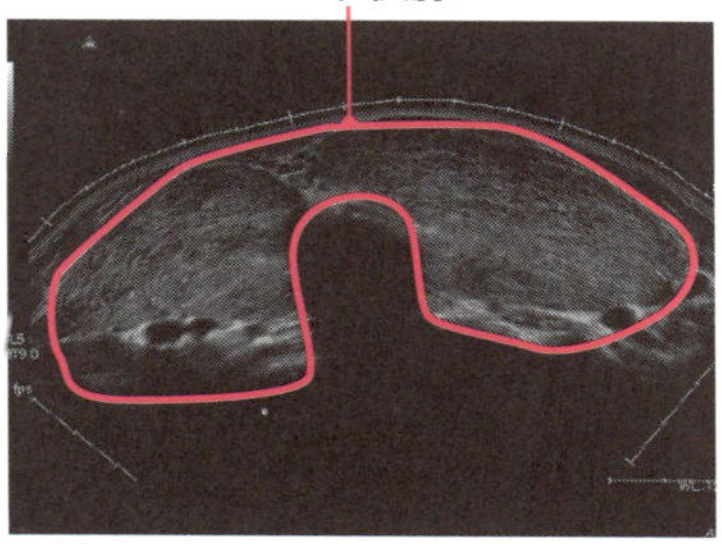

正常な甲状腺に比べて、バセドウ病では大きく腫れているのがわかる

しこりの発見・診断に役立つ超音波検査

甲状腺の病気が疑われる場合、血液検査だけでなく超音波検査も実施されるのが一般的です。

超音波検査は、しこりができる結節性の病気の発見や、腫瘍の種類の判別に役立ちます。甲状腺全体が腫れるバセドウ病や橋本病は、触診と血液検査で診断はつけられますが、しこりができる病気が合併している場合もあるので、やはり画像検査は必要なのです。

さらにくわしい検査が必要になることも

超音波検査では確認しにくい位置に病変がある場合などは、CT検査が必要になることもあります。

見つかった腫瘍が良性か悪性かも、超音波検査でおおよその判別が可能です。ただし、確実な診断には細胞診が必要です。

腫瘍が見つかったら、さらにくわしく調べる

超音波検査で見つかる腫瘍のほとんどは良性のものですが、なかには悪性の腫瘍、つまりがんである場合もあります。悪性の疑いがあるときや手術を受けるときは、さらにくわしい検査を受けて調べていきます。

CT 検査

超音波検査では確認しにくい位置にある病変の様子をみるのに有用です。がんと診断がついている場合には、手術前にがんの広がりを確認するためにCT 検査をおこなうこともあります。

▼悪性腫瘍の横断面

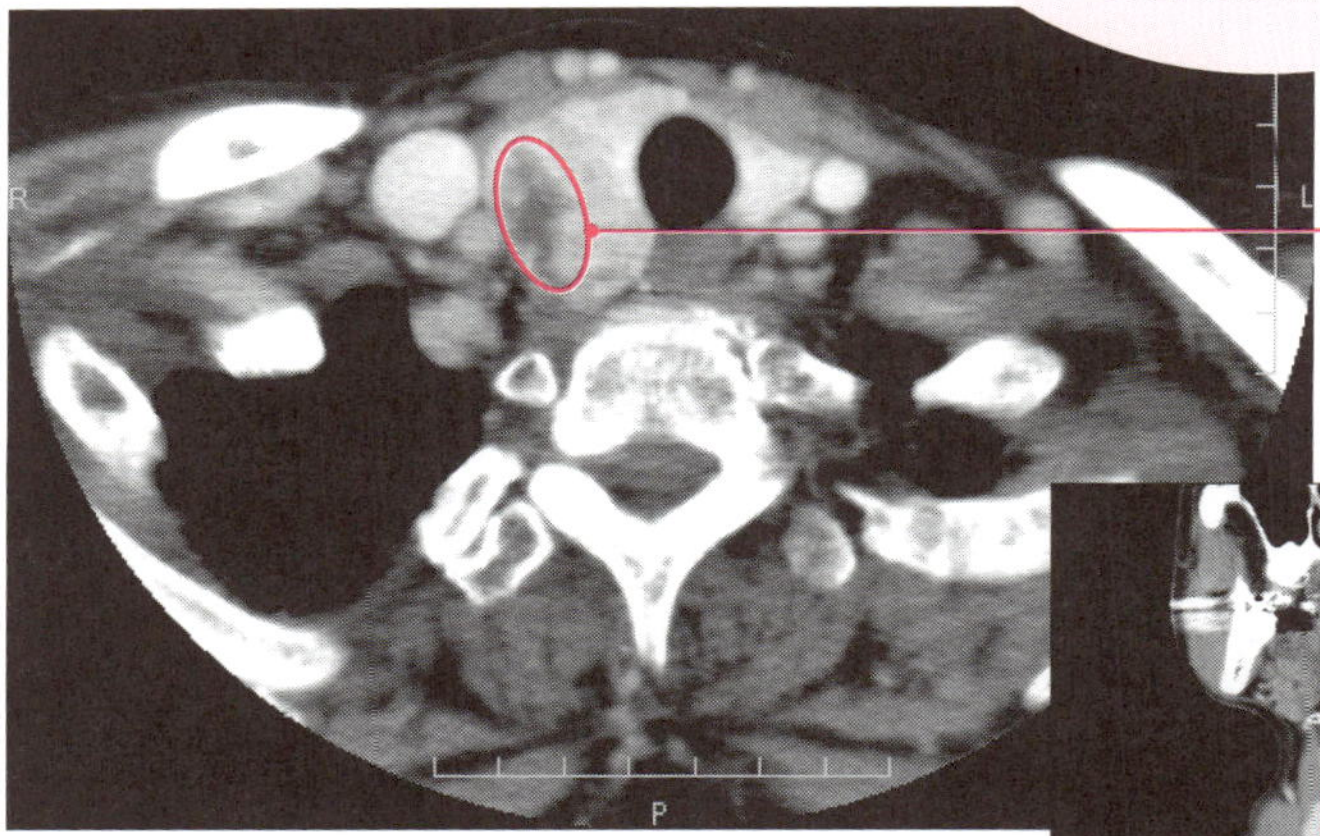

赤線で囲んだ部分が腫瘍。腫瘍の広がりや位置を正確に確認できる

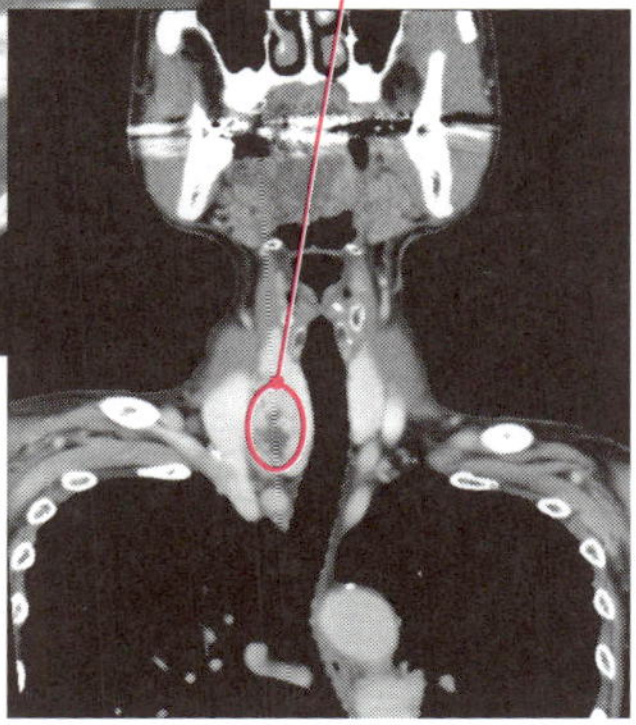

▶悪性腫瘍の縦断面

悪性が疑われるときは細胞をとって調べる

しこりに細い針を刺し、病変部の細胞を吸引して採取します。採取した細胞を医師が顕微鏡で確認し、良性か悪性か、悪性の場合はどんな種類のがんかを調べていきます（63ページ参照）。

画像検査②アイソトープ検査

放射性ヨウ素をのんでから受ける検査もある

甲状腺の病気の多くは、触診や血液検査、超音波検査などで診断がつきますが、なかには微量の放射線を出す放射性ヨウ素などをのんでから撮影する検査が必要なこともあります。

アイソトープ検査の目的

アイソトープ検査は、放射性医薬品（放射性同位体：ラジオアイソトープ）を用いる検査で、「シンチグラフィ」「核医学検査」ともいわれます。甲状腺だけを撮る場合と全身を撮る場合があり、それぞれ検査の目的が異なります。

甲状腺のみ

甲状腺の働きや形を調べる

バセドウ病か、よく似た症状の別の病気（46ページ参照）かを判別したり、甲状腺の腫瘍の診断に用いたりする。主に放射性ヨウ素を用いる

全身

がんの転移の有無を調べる

甲状腺がんの細胞にも集まりやすくなるため、甲状腺がんの転移の状況が確認できる。放射性ヨウ素のほか、ガリウム、タリウムなどの放射性医薬品を用いることもある

治療前の検査としておこなうことも

放射性ヨウ素は、バセドウ病やがんの治療にも用いられています。治療の前にも同じ検査を受けます。

検査に用いる放射性ヨウ素の量は、治療のために服用する量よりずっと少なめです。副作用の心配はありませんが、妊娠中や授乳中は避けます（37ページ参照）。

甲状腺に集まるヨウ素の性質を利用

甲状腺には、体内に取り込まれたヨウ素が集まる性質があります。甲状腺の検査に用いられるアイソトープ検査は、このしくみを利用しています。

ごく微量の放射線を出す放射性ヨウ素のカプセルを服用したあと、放射線をとらえる専用のカメラで撮影します。この画像を「シンチグラム」といいます。

シンチグラムは、放射性ヨウ素がたくさん集まるところは濃く、少しのところは薄く写ります。甲状腺が真っ黒なら機能が高いと判断され、甲状腺以外のところに黒い影があれば、甲状腺がんの転移があると判断されます。

1週間前～

●ヨウ素を含む食品や薬を避ける ●甲状腺に作用する服薬を中断する

検査の1週間前くらいから、ヨウ素を多く含む海藻類などは食べないようにします。服用している薬は中断が必要なこともあるので、医師の指示にしたがってください。

検査1日目

服用・撮影

放射性ヨウ素のカプセルを服用したあと、3時間ほど経ってから1回目の撮影をし、その日は帰宅します。ふだんどおりの生活でかまいませんが、食事のヨウ素制限は続けてください。

検査2日目

もう一度、撮影して終了

服用から24時間後にもう一度撮影するため、再び検査室へ。撮影が終わったら検査は終了です。

事前の準備と2日間の通院が必要

アイソトープ検査は、専用の設備を備えた医療機関で実施されます。放射性ヨウ素が取り込まれる様子を、時間を追って測定するため、通常2日間連続して通院します。

▼撮影用のカメラ

放射性ヨウ素が放つ放射線（γ《ガンマ》線）をとらえるカメラ。ガンマカメラ、シンチカメラとも呼ぶ。撮影時は、台の上に横になっているだけでよい

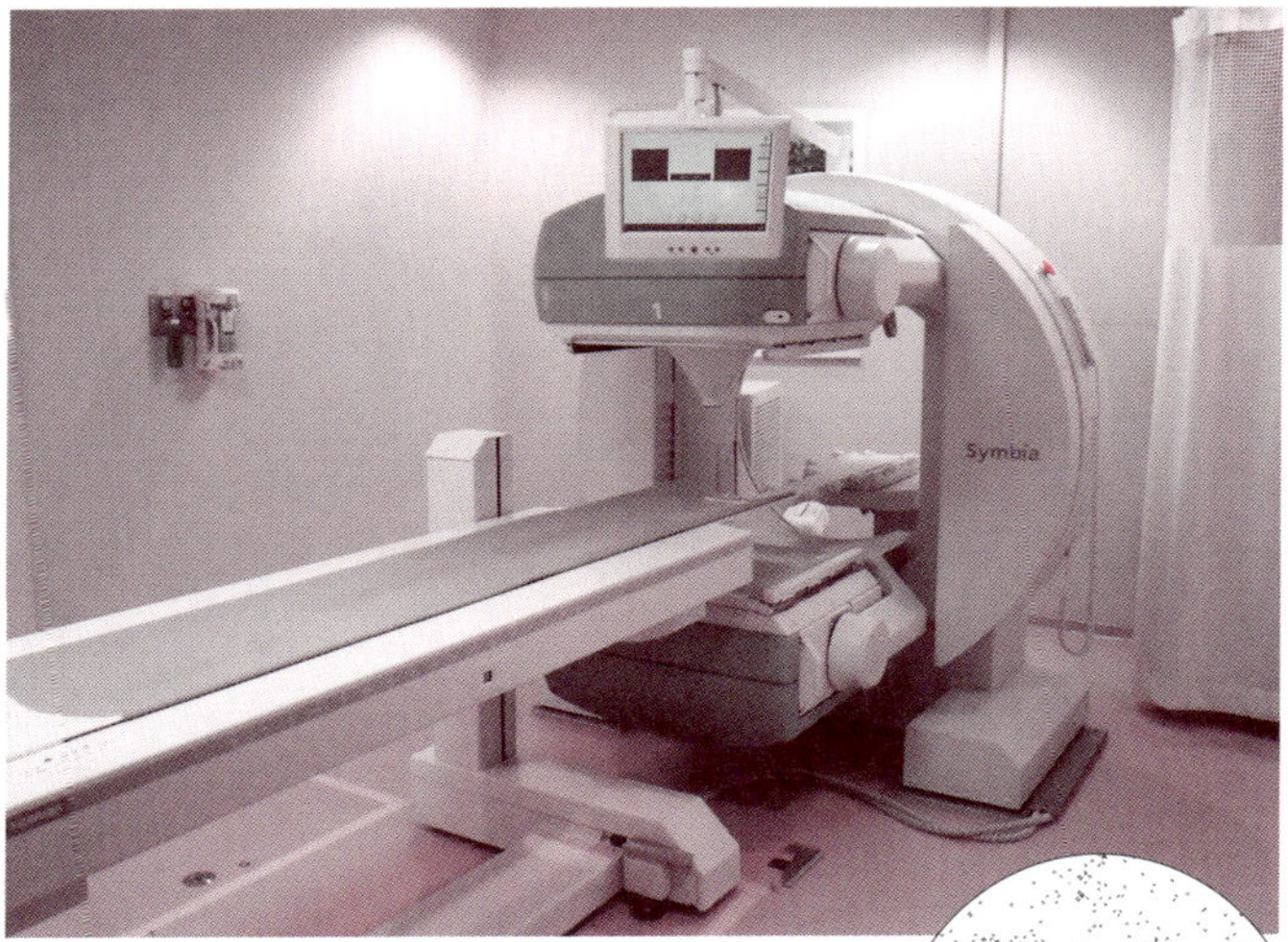

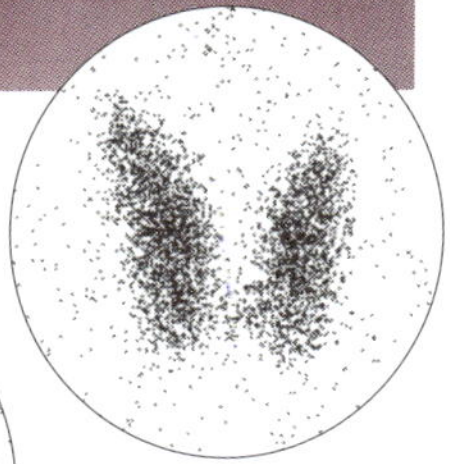

▲正常な人のシンチグラム

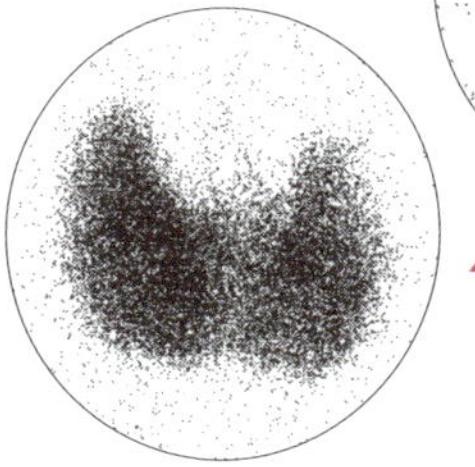

▶バセドウ病のシンチグラム

バセドウ病は、甲状腺が働きすぎる病気。このように甲状腺の形がくっきりと見えるほど真っ黒で大きく写る

COLUMN

原発事故の被曝低減にヨウ素剤を使う理由

▼被曝前にのむと

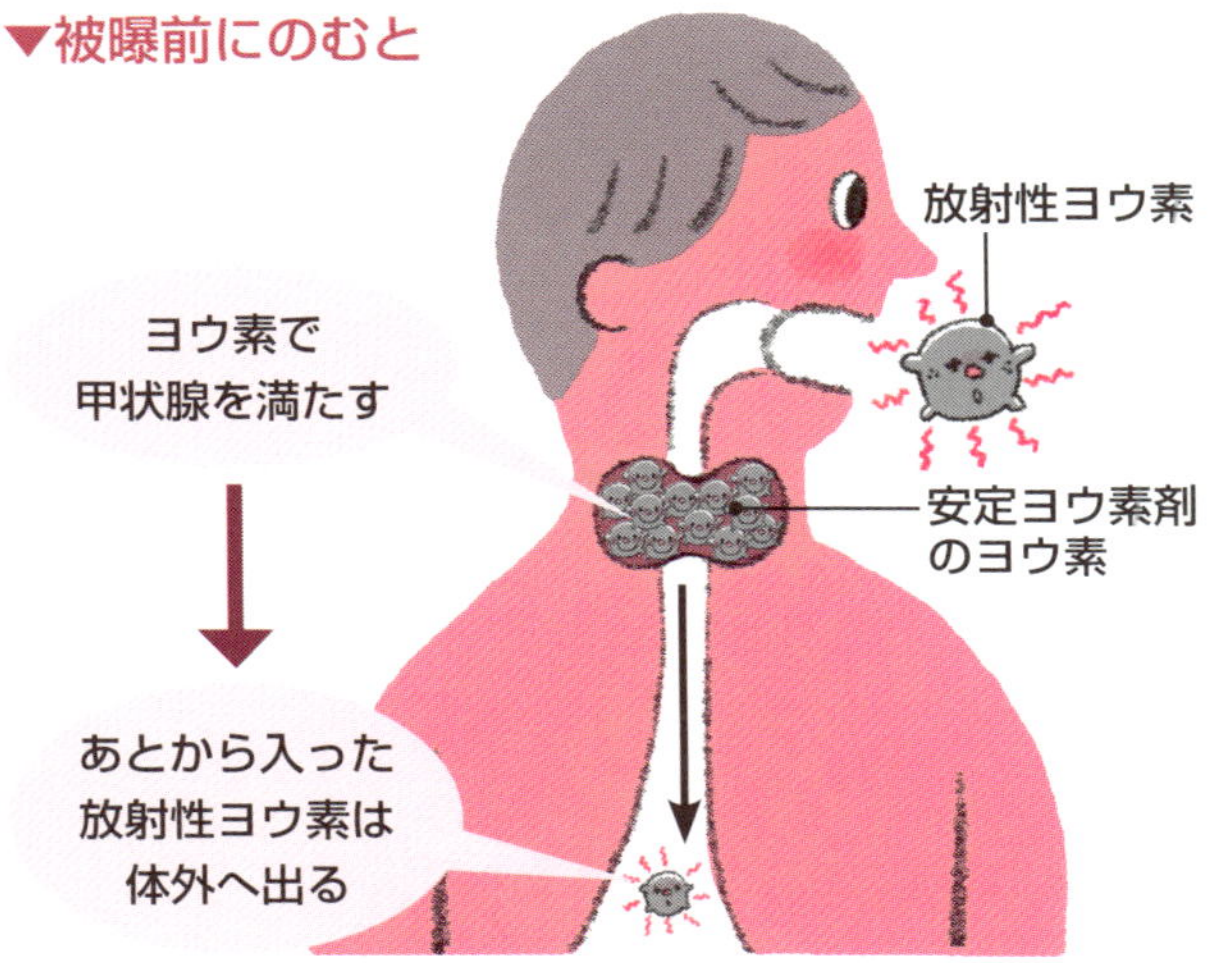

検査用の放射性ヨウ素は安全なもの

検査や治療に使われる放射性ヨウ素は、適切な量、適切な方法で投与されているため、安全性の面ではまったく問題ありません。

一方で、原発事故などにより大量の放射性ヨウ素が放出され、体内に入り込んだ場合には、甲状腺がんなど、甲状腺の障害を招きやすくなることが知られています。

安定したヨウ素で甲状腺を満たしておく

被曝を低減するためには、安定ヨウ素剤の服用が効果的とされます。被曝前、あるいは被曝直後に服用し、放射線を出すおそれのない安定したヨウ素で甲状腺を満たしておけば、放射性ヨウ素を取り込む余地がなくなるからです。

ヨウ素入りのうがい薬や外用薬は、のむためのものではないので代用はできません。備えておきたい人は、必ず内服用のヨウ素剤を用意してください。原発事故への備えとして、希望者に「ヨウ素剤」を配付している自治体もあります。

ただし、もともと甲状腺の病気をもっている場合は、服用しないほうがよいこともあります。ヨウ素を過剰に摂取することで、病状が悪化する可能性があるためです。

第2章

甲状腺が働きすぎる—— バセドウ病とわかったら

甲状腺ホルモンが多すぎると、体が休みなく働いてしまい、
疲れやすくなり全身に不調をきたします。

甲状腺が働きすぎる病気で最も多いのが「バセドウ病」です。

病名は、病気の研究者であるドイツの医師、カール・フォン・バセドウにちなんだもの。

効果的な治療法がありますから、きちんと治療を受けましょう。

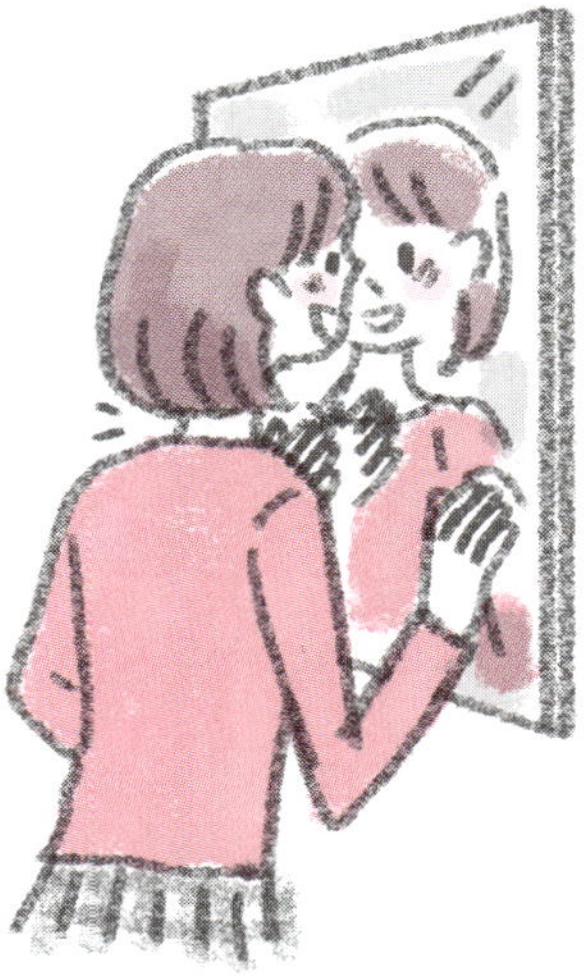

原因

ホルモンが多すぎて心も体も全力疾走状態に

甲状腺の働きが活発になりすぎて、必要以上に甲状腺ホルモンがつくられる状態を甲状腺機能亢進症といいます。甲状腺機能亢進症の大半を占めるのが「バセドウ病」です。

甲状腺を刺激する自己抗体ができてホルモンが出すぎる

バセドウ病は自己免疫疾患の一つです。「自己免疫」とは、外敵を排除するために備わっている免疫のしくみに異常が起き、自分の組織が攻撃対象になってしまう状態をいいます。バセドウ病の場合、甲状腺を標的にした自己抗体が甲状腺を刺激することで、甲状腺ホルモンが過剰に分泌される状態が続いてしまうのです。

ただ、症状やホルモンの状態からバセドウ病が疑われても、自己抗体がみつからないこともあります。その場合は、アイソトープ検査で甲状腺機能が高まっているかどうかの確認が必要です（一二二ページ参照）。

20〜50代の女性に多い病気

バセドウ病は、20 〜 50 代の女性に発病しやすい病気です。ただし、患者さんの２割ほどは男性です。

▼初診時の年齢（伊藤病院、2015 年）

８割以上は 20〜50 代。10 代で発病することもあるが、15 歳以下や 90 歳以上は少ない

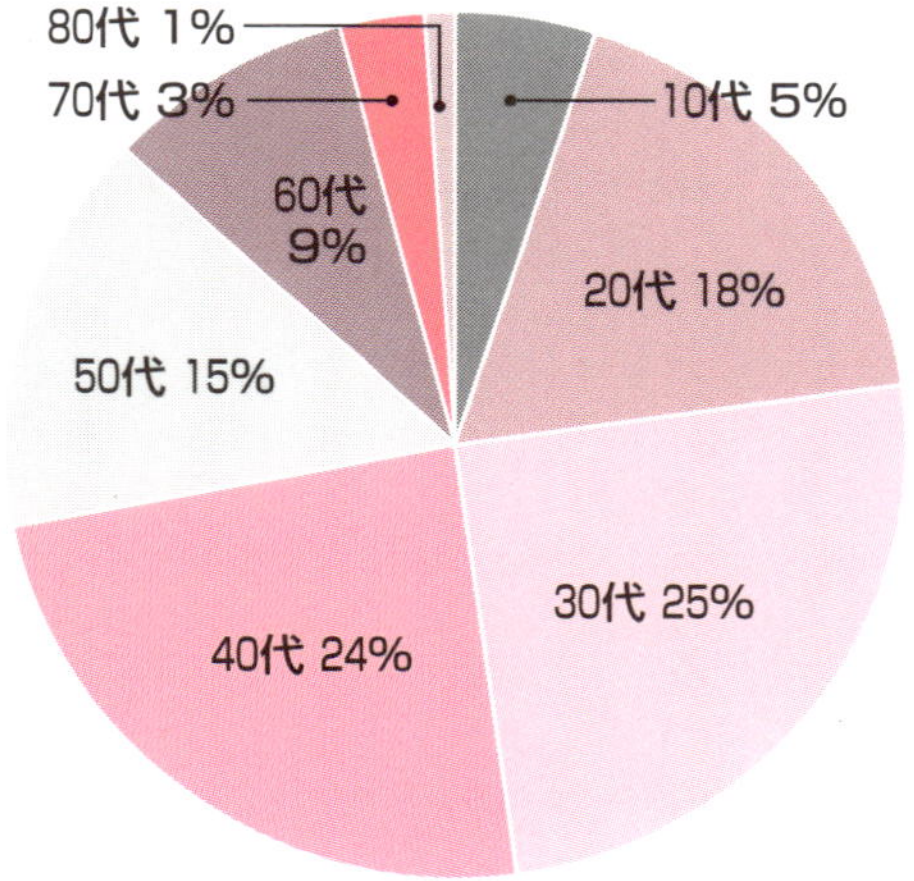

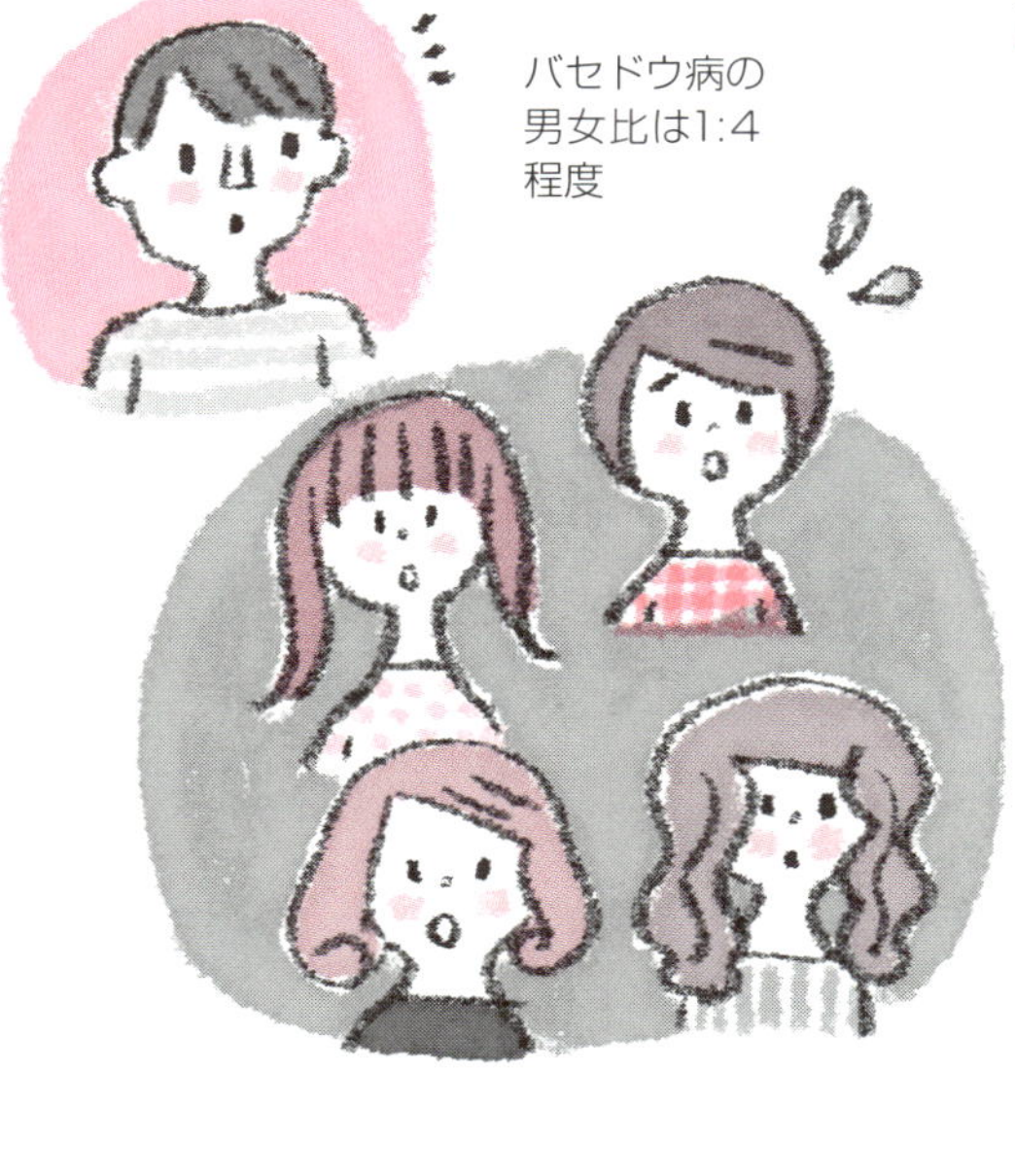

バセドウ病が起きるしくみ

バセドウ病では多くの場合、自己抗体がみられます。抗体は本来、外敵を排除するためのものですが、免疫の働きに異常が生じ、自分の組織を攻撃する自己抗体ができてしまうのです。

1 自己抗体が甲状腺を刺激する

なんらかの原因で、甲状腺の組織に対する自己抗体ができ、甲状腺を刺激。甲状腺ホルモンの合成・分泌を促す

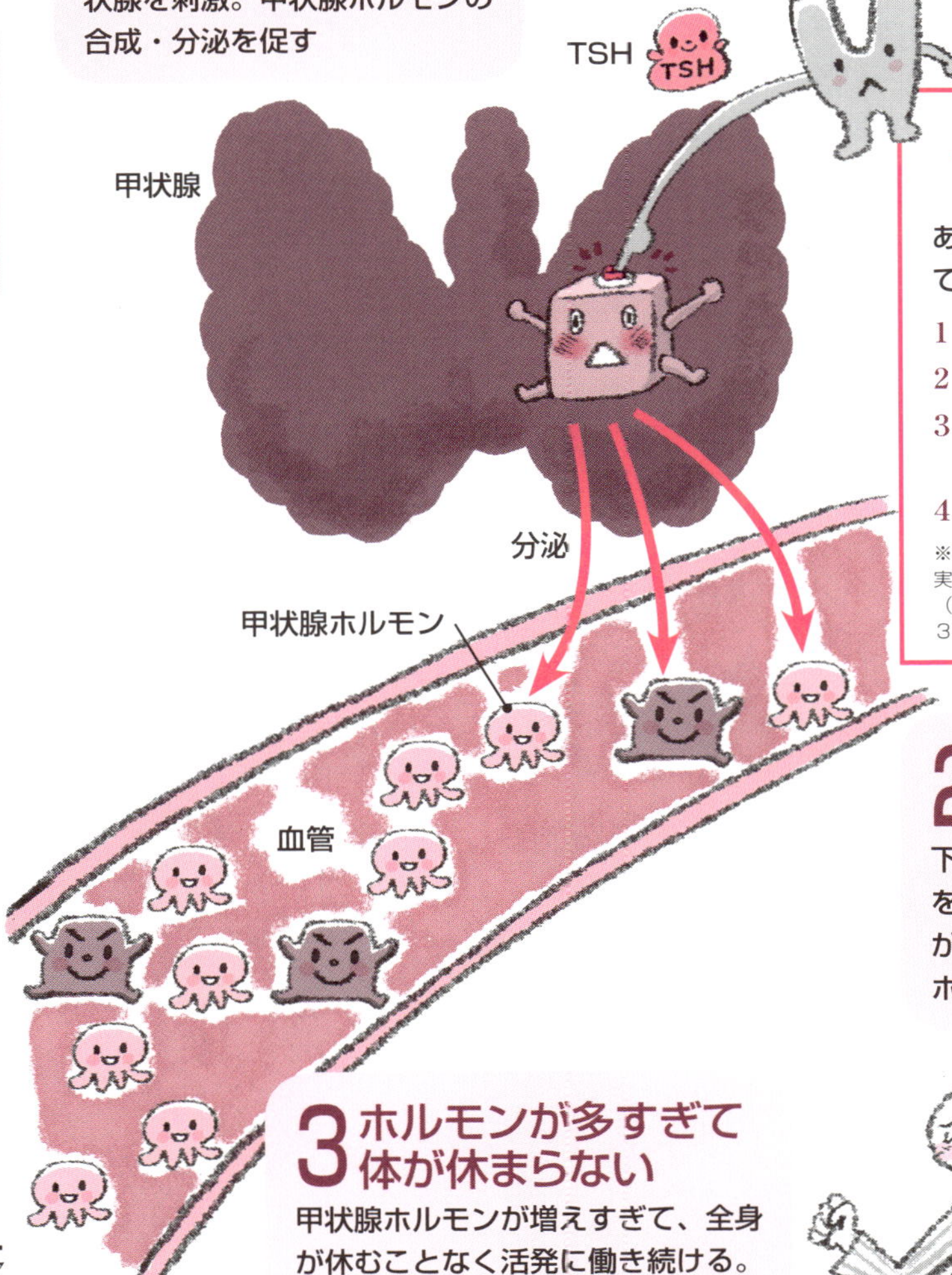

バセドウ病の診断基準

28ページの１～３の症状が１つ以上あり、なおかつ下の１～４のすべてに当てはまれば、バセドウ病と診断されます。

1 FT4、FT3のどちらか、または両方高値
2 TSH低値
3 抗TSH受容体抗体（TRAb、TBII）陽性、または甲状腺刺激抗体（TSAb）陽性
4 甲状腺がヨウ素を取り込む率が高い※

※アイソトープ検査でわかる。１～３がすべて当てはまれば実施しないこともある
（日本甲状腺学会、甲状腺疾患ガイドライン2021〈2022年３月改訂〉、バセドウ病の診断ガイドラインより）

2 甲状腺がホルモンを分泌し続ける

下垂体は甲状腺刺激ホルモン（TSH）をほとんど分泌しないのに、自己抗体が甲状腺を刺激し続けるため、甲状腺ホルモンの分泌が止まらない

3 ホルモンが多すぎて体が休まらない

甲状腺ホルモンが増えすぎて、全身が休むことなく活発に働き続ける。体が休まらず、さまざまな症状が現れるようになる

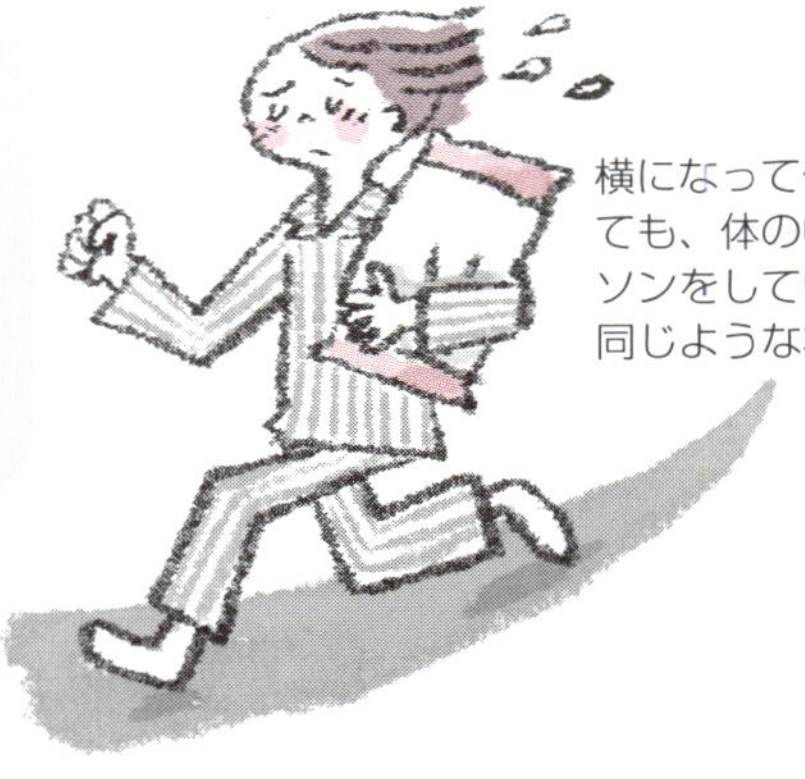
横になって休んでいても、体の中はマラソンをしているのと同じような状態

主な症状

首の腫れや目の異常、動悸が代表的

バセドウ病の患者さんが訴える症状として多いのは動悸《どうき》や疲労感など、甲状腺ホルモンの過剰な分泌が原因となるもの。このほか、首や目にも症状が現れることがあります。

バセドウ病で現れやすい3つの症状

バセドウ病の症状は、大きく３つに分けられます。年齢や性別によって、起こりやすい症状も異なります。

1. 首の腫れ

甲状腺全体が腫れて大きくなるため、首が太くなります。痛みはありません。腫れの大きさと病状は直接関連しませんが、腫れが大きいほど薬物療法は効きにくい傾向があります。

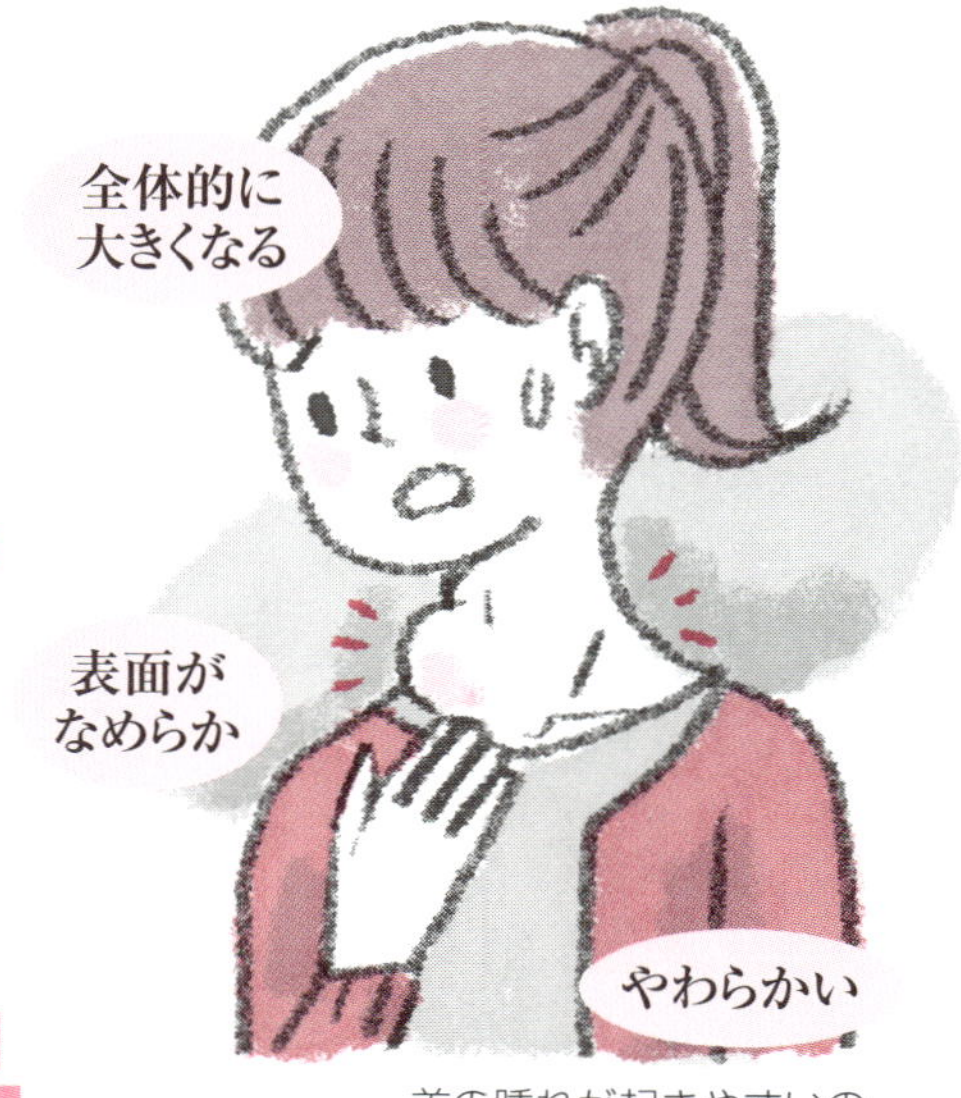

全体的に大きくなる
表面がなめらか
やわらかい

首の腫れが起きやすいのは比較的若い患者さん。60歳以上になると、あまり目立たない傾向がある

2. 目の異常

眼球が突き出てくるのは、バセドウ病の特徴的な症状の１つとされます。軽症を含めると７割程度ですが、実際に目の突出がある人はあまり多くありません（42ページ参照）。

▼バセドウ病の主な症状の人数
（伊藤病院初診時、2016年）

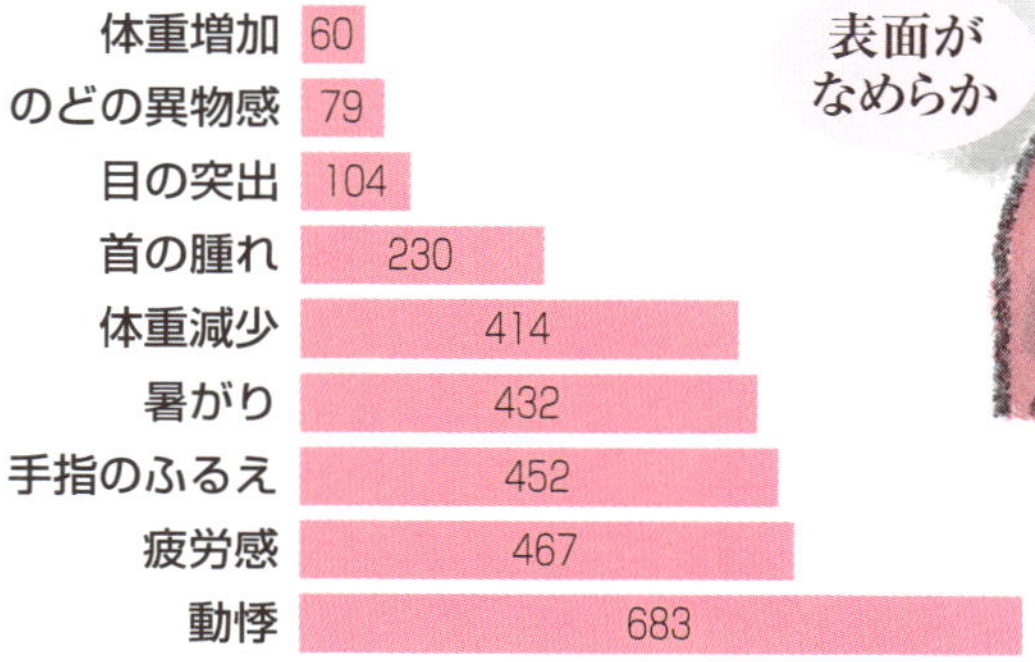

体はつねに活動状態だから疲れやすい

バセドウ病は、甲状腺が働きすぎて甲状腺ホルモンが出すぎる、甲状腺機能亢進症の一つ。現れる症状の多くは、過剰な甲状腺ホルモンの分泌によるものです。

甲状腺ホルモンは、全身の代謝を高めます。代謝とは、食事から得た栄養素を、エネルギーや体に必要なものにつくりかえる働きのこと。これを促す重要なホルモンなのですが、多すぎるのも問題です。つねに体を動かしているようなものなので、とにかく疲れやすくなります。

きちんと治療すれば必ずよくなる

過剰なホルモン分泌が引き起こす症状は、不快なだけではありません。特に心臓には負担がかかり、放っておくと不整脈や心不全などを起こすおそれもあります。

甲状腺機能が高いまま、出産や手術などで体に大きなストレスがかかると、ごくまれに「甲状腺クリーゼ」という命にかかわる状態になります（九七ページ参照）。

しかし、そうした問題が生じるのは、発病に気づかなかったり、治療を受けなかったりした場合だけ。きちんと治療していけば、バセドウ病は必ずよくなります。命にかかわるおそれはありません。

3. 甲状腺ホルモンの過剰な分泌による症状

過剰な甲状腺ホルモンの分泌によって、多様な症状が現れます。こうした症状がある状態を「甲状腺中毒症」ともいいます。

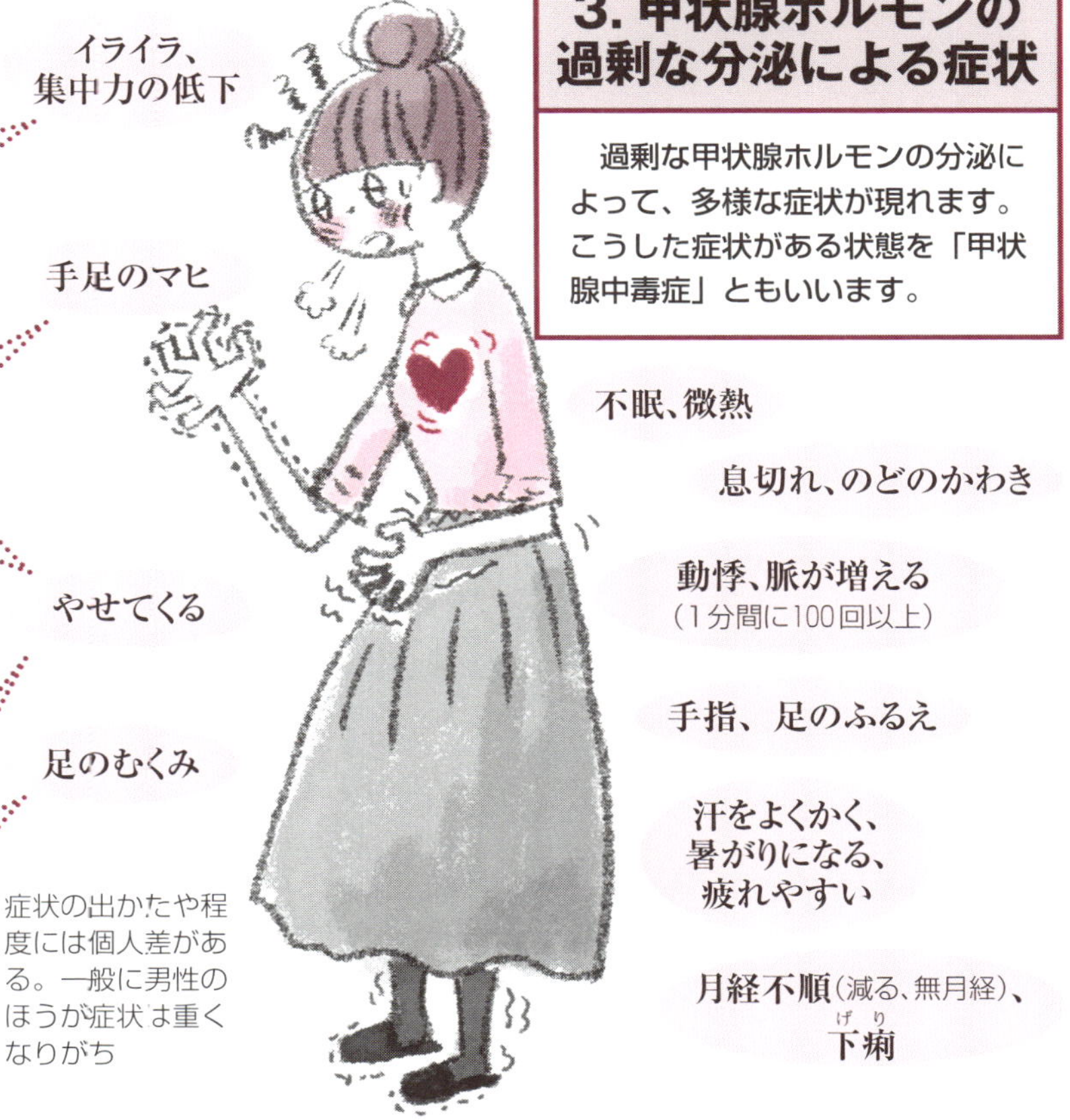

子どもに多い
子どもの場合、落ち着きのなさが目立ちやすい。イライラしてトラブルが増えたり、成績が急に下がることも（91ページ参照）

男性に多い
手足のマヒは、若い男性の患者さんに起きやすい。血液の成分のバランスが崩れることで一時的に手足が動かせなくなるが、安静にしていれば回復する

高齢の人に多い
食欲がなくなり、体重が急に減る人が多い。疲れで活動力が鈍り、うつ病と思われることもある。むくみは機能低下の特徴だが、高齢になるとバセドウ病の人にもみられる

症状の出かたや程度には個人差がある。一般に男性のほうが症状は重くなりがち

治療法の選び方

症状・年齢・生活をもとに三つの方法から選ぶ

バセドウ病の治療法には、薬物療法、アイソトープ療法、手術の三つがあります。適切な治療を受ければ、病気に影響されることなく、元気に過ごすことができます。

甲状腺ホルモンの過剰な分泌を止める

バセドウ病と診断がついたら、甲状腺ホルモンが過剰に分泌されないように治療していきます。

甲状腺ホルモンの濃度を基準範囲内に保つことができれば、過剰なホルモン分泌が引き起こす症状は消えます。生活するうえで、なんの支障もありません。

ただし、バセドウ病の原因である免疫のしくみの異常そのものを治療するのは、むずかしいのが現状です。〝症状がなくなったから〟と自己判断で服薬を中止して、再発する人も多くみられます。治療には時間がかかることもありますし、治療後も定期的に受診して体の状態をみてもらうことが必要です。

治療法を選ぶ際のポイント

治療法は、症状や年齢、生活スタイルなどに合わせて、選択していきます。３つのポイントがあります。

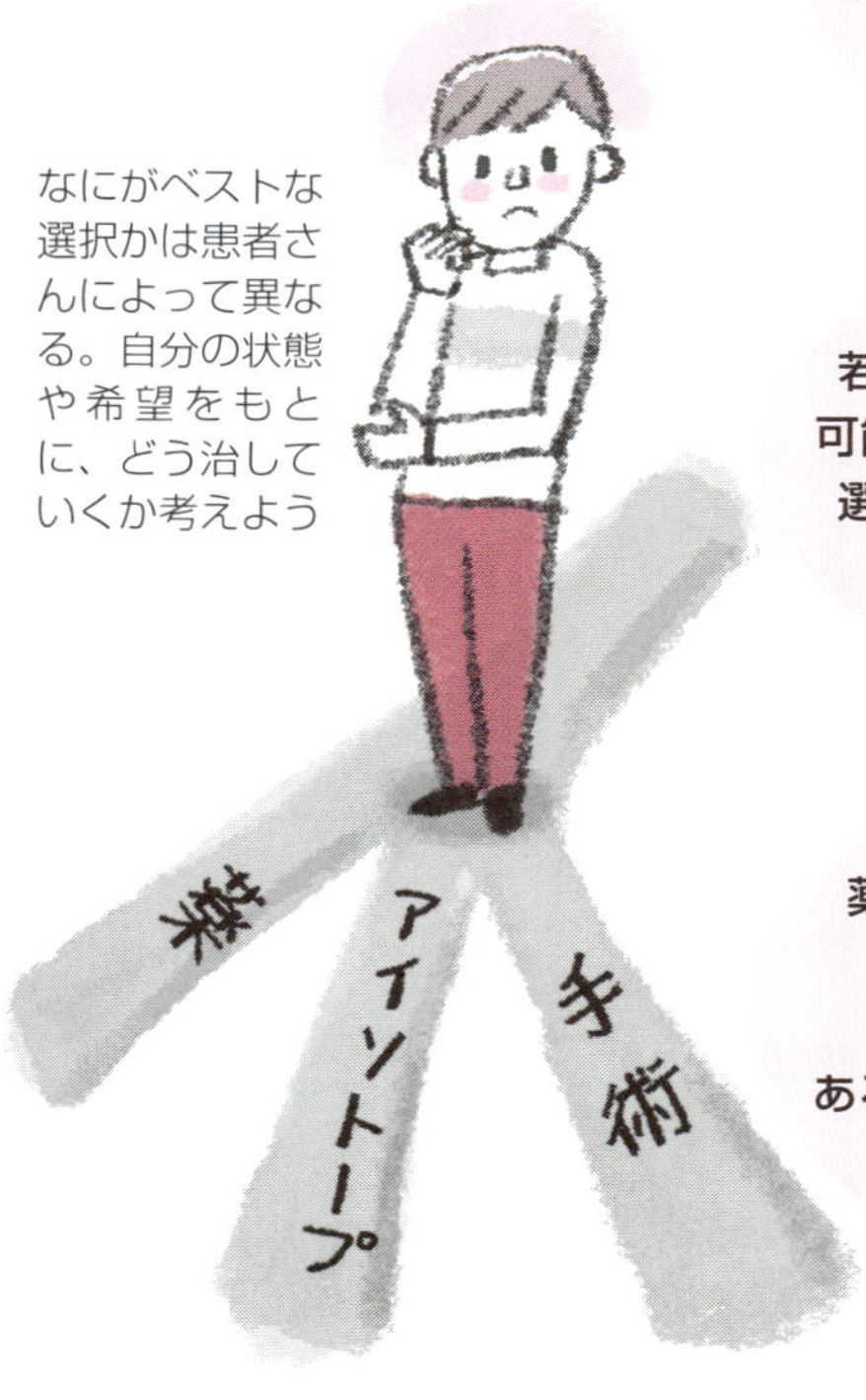

なにがベストな選択かは患者さんによって異なる。自分の状態や希望をもとに、どう治していくか考えよう

①首の腫れの大きさ

小さければ薬物療法がよく効きます。大きい場合は、見た目の問題からも、アイソトープ療法や手術を検討するとよいでしょう。

②年齢

若い人の場合、妊娠・出産と重なる可能性もあるので、薬物療法か手術を選ぶのが一般的です。高齢の場合は体力的な問題から、手術以外の方法がよいでしょう。

③日常生活への影響

薬物療法は定期的な受診が必要で、服用期間も数年に及びます。症状が強く生活に大きな支障がある場合は、より早く効果を得られるアイソトープ療法や手術が検討されます。

バセドウ病の三大治療法

バセドウ病の治療法はそれぞれに特徴があります。各治療法のメリット・デメリットを知り、自分に合った治療法を選択しましょう。

▼一般的な流れ

最初は薬物療法

変更 → **アイソトープ療法**

副作用が強い／再発をくり返すなど

変更 → **手術**

薬物療法

のみ薬で甲状腺ホルモンの分泌を抑えます（32 ページ参照）。特に効果が高いのは、発病 1 年以内で、首の腫れが小さい人。あらゆる年齢層に向いていますが、定期的に通院でき、服薬を続けられることが条件です。現在、最も多くの人が受けています。

▼メリット
- 治療が簡単
- 治療しながら日常生活が送れる
- 診断を受けた日から治療が受けられる
- 効きすぎても薬の量を調節すれば元に戻る

▼デメリット
- 薬を長期間のみ続けなければならない
- 服薬をやめると再発することが多い
- 副作用が起こる可能性がある

アイソトープ療法

放射性ヨウ素のカプセルをのんで、甲状腺の細胞を減らす治療法です（36 ページ参照）。薬が合わない人のほか、早く治したい人や頻繁な通院がむずかしい人にも向いています。

▼メリット
- 薬より短期間で治る
- 安価で受けられる
- 副作用や合併症が少ない
- 効果が出れば再発しにくい

▼デメリット
- 甲状腺機能低下症になることがある
- まれに甲状腺眼症《がんしょう》が悪化する
- 特殊な設備を必要とする

手術

甲状腺をとり除くので、短期間で確実に効果を得られます（40 ページ参照）。分泌されなくなった甲状腺ホルモンは、ホルモン薬の服用で補えます。年齢が若い人で、薬の効きが悪い場合に向いています。

▼メリット
- 効果が早く確実に得られる
- 手術の翌日から服薬をやめられる
- 再発が少ない

▼デメリット
- 手術の跡が残る
- 甲状腺機能低下症になる
- 手術に伴う合併症や後遺症の可能性がある
- 入院が必要
- 医師の経験や技術が必要

薬物療法①

のむ量を調整しながら、ゆっくり治す

薬物療法は、バセドウ病の患者さんのおよそ八割が選択している治療法。治療は長くなりがちなので、見通しをもって取り組みましょう。

薬物療法の進め方

最初は十分な量の薬をのんで甲状腺機能の高まりを抑え、効果が現れてきたら徐々に薬の量を減らします。症状が治まったからといって、勝手にやめてはいけません。

治療開始

十分な量の薬をのむ

最初は１日に３〜６錠ほどの薬をのみ、過剰な甲状腺ホルモンの分泌を抑え、不快な症状を軽くします。通常、服薬を始めて１〜２ヵ月程度で効果が現れてきます。

受診の頻度

①最初は2週間に１回

②2〜3ヵ月後から１ヵ月に１回

③安定してきたら3〜4ヵ月に1回程度

薬の量は甲状腺機能に合わせたきめ細かな調整が必要。特に服薬開始から３ヵ月程度は、副作用も出やすい時期なのでこまめに通院する（35ページ参照）

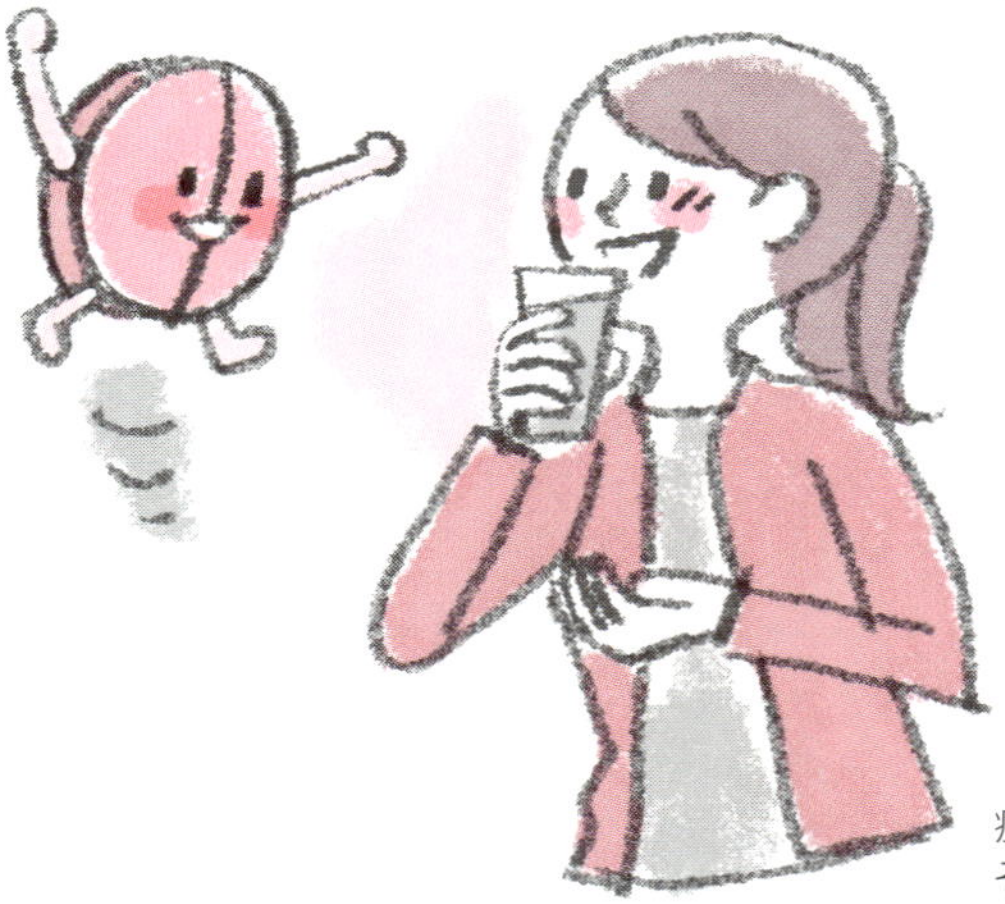

症状が治まったからといって、そこで服薬をやめないこと

ホルモン量を正常化させベストな状態を保つ

服薬を始めると、ほとんどの人は一〜二ヵ月で甲状腺ホルモンの量が減り、不快な症状が軽くなります。しだいに甲状腺刺激ホルモンも分泌されるようになり、甲状腺機能は安定してきます。多くの場合、いずれ自己抗体も消えていくでしょう。わずかな量の薬でこの状態が長く維持できれば、服薬の中止も可能です。

ここに至るまでは数年かかることもあり、服薬をやめると再発する人もいます。とはいえ、適量の薬でホルモンの量をコントロールできていれば、健康な状態は維持できます。焦らず治療に取り組みましょう。

服薬を中止できる目安

①自己抗体が陰性になる
②半年以上、1日1錠以下でFT3、FT4や、TSHの数値が正常な状態を保っている

特に重要なのは①。自己抗体が陰性にならないまま服薬を中止すると、再び症状が悪化することが多い

検査値が正常に

医師の指示のもと薬の量をゆっくり減らす

血液中の甲状腺ホルモン濃度が正常になり、不快な症状も治まってきたら、徐々に薬の量を減らしていきます。薬の量は、ホルモンの状態などをみながら医師が決めていきます。調子がよいからと、勝手に減らさないようにしましょう。

数年かけてゆっくり減らす

1〜2日に1錠で状態が安定

服薬中止

正常値をキープできたら

寛《かん》解《かい》

定期的に受診する

服薬をやめて、1年以上甲状腺機能が正常である状態を「寛解」といいます。「治癒」という言葉を使わないのは、免疫の働きの問題自体は残っているためです。再発することもあるので、半年〜1年に1回の受診を続け、血液検査などを受けましょう。

注意！　自己判断で服薬をやめないで

血液検査の数値が正常になり、症状がなくなったからといってすぐに服薬をやめると、再び悪化する可能性があります。薬を減らしたりやめたりするときは医師の判断にしたがいましょう。

検査値が上昇したら

再発

治療を再開する

再び血液中の甲状腺ホルモン濃度が上がったり、バセドウ病の症状が出てきたりしたら、服薬を再開します。場合によっては、別の治療法を検討することもあります。

薬物療法②

副作用を防ぐ工夫が進んでいる

バセドウ病の治療に用いられるのは「抗甲状腺薬」です。甲状腺ホルモンの合成を抑える作用があります。定期的な服用を続けることで、血液中の甲状腺ホルモン濃度が安定していきます。

バセドウ病の治療に用いられる薬

抗甲状腺薬は２種類あり、どちらか１種類の薬を毎日服用するのが基本です。通常は抗甲状腺薬のみで治療しますが、ほかの薬を併用する場合もあります。

抗甲状腺薬

●チアマゾール
（メルカゾール®）

●プロピルチオウラシル
（チウラジール®、プロパジール®）

どちらも、甲状腺ホルモンをつくりにくくする働きがあります。効果が速く現れやすく、副作用もやや少ないことから、チアマゾールのほうがよく使われています。ただし、妊娠初期はプロピルチオウラシルを使います（88ページ参照）。

のみ方

1日1～2回服用する

1日量の薬は、分けてのんでも、まとめてのんでもかまいません。

タイミングを決めてきちんとのむ

毎日同じ時間帯に服用し、一定の間隔をあけるようにしましょう。医師から「空腹時（起床時や就寝前）」などという指示があればしたがってください。主治医や薬剤師に、のみ忘れたときの対処法を確認しましょう（97ページ参照）。

抗甲状腺薬以外の薬

●無機ヨウ素

大量のヨウ素（ヨード）には、甲状腺から甲状腺ホルモンが分泌されるのを一時的に防ぐ働きがあります。即効性があり副作用もほとんどありません。副作用が出やすい時期に、抗甲状腺薬の量を減らして無機ヨウ素を併用することがあります。

●β《ベータ》遮《しゃ》断《だん》薬《やく》

交感《こうかん》神経の働きを抑える薬で、動悸や血圧上昇、手指のふるえなどが強い場合に使われます。甲状腺ホルモンの量が減り、症状が治まればβ遮断薬は中止できます。

最初の3ヵ月間は副作用が現れやすい

抗甲状腺薬の服用開始後２週間～３ヵ月間ほどは、副作用が最も現れやすい期間です。２週間に１回受診し、副作用の出かたをみながら薬の量が調整されます。気になる症状があれば、必ず医師に伝えましょう。

早めに主治医に報告するもの

●かゆみ、発疹《ほっしん》

10人に１人くらいにみられる。かゆみだけならしだいに治まることが多いが、発疹があれば発疹を治める薬で対処するほか、抗甲状腺薬の服用を中止することもある

●関節痛、筋肉の痛みやひきつり、こむらがえりなど

副作用として起きることはまれ。甲状腺の機能が急激に低下したために起きることもある

すぐに受診するもの

●のどの痛み、高熱、体のだるさ

「無《む》顆《か》粒《りゅう》球《きゅう》症《しょう》」といって、白血球の一種である顆粒球が、極端に減っているおそれがある。250～500人に１人くらいの割合で起きる。感染症が起こりやすくなるため放置は危険。単なる風邪と思わず、すぐに受診を

●白目が黄色くなる、尿の色が濃くなる、食欲がない、吐き気がある

肝臓の細胞が障害されているおそれがある。命にかかわるので、すぐに受診する

薬をのみ始めたあとに、こうした症状が現れたら、次の受診日を待たずにすぐに受診しよう

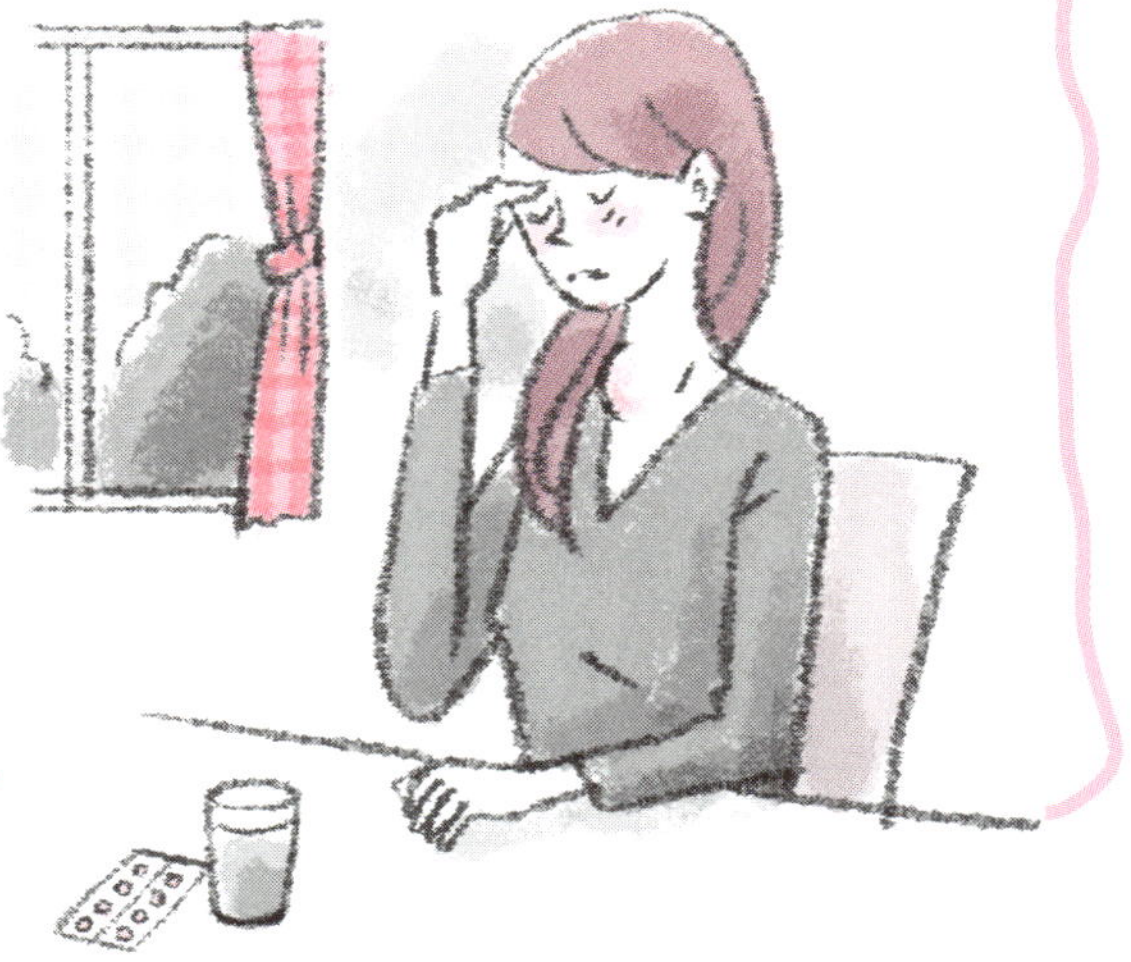

適切な量に調整してベストな状態を保つ

抗甲状腺薬はバセドウ病によく効く薬ですが、副作用が現れやすいという面があります。のむ量が多いほど、副作用は出やすくなります。

抗甲状腺薬を使うときは、甲状腺ホルモンの状態や副作用の出かたをみながら、最小限の量で最大の効果を得られるように、医師が調整していきます。薬の量をきめ細かく調整していけば、多くの人は安全に使用できます。薬が効きすぎて甲状腺機能が低下しても、薬を減らすなどで改善します（機能低下の症状は五三ページ参照）。

副作用などでどうしても薬が使えないようなら、ほかの治療法を検討することもあります。

アイソトープ療法①

薬物療法より早く治り、再発の心配もない

アイソトープ療法は、抗甲状腺薬が効きにくい人や副作用で使えない人などに向いています。うまくいけば抗甲状腺薬を服用する必要はなくなります。

放射線で甲状腺を弱らせる

バセドウ病のアイソトープ療法に用いられるのは、ヨウ素131（$^{131}\mathrm{I}$）という放射性ヨウ素です。$^{131}\mathrm{I}$ が放つ放射線で甲状腺の細胞が壊れて減ることで、高まりすぎた甲状腺の機能が正常な状態に戻ります。

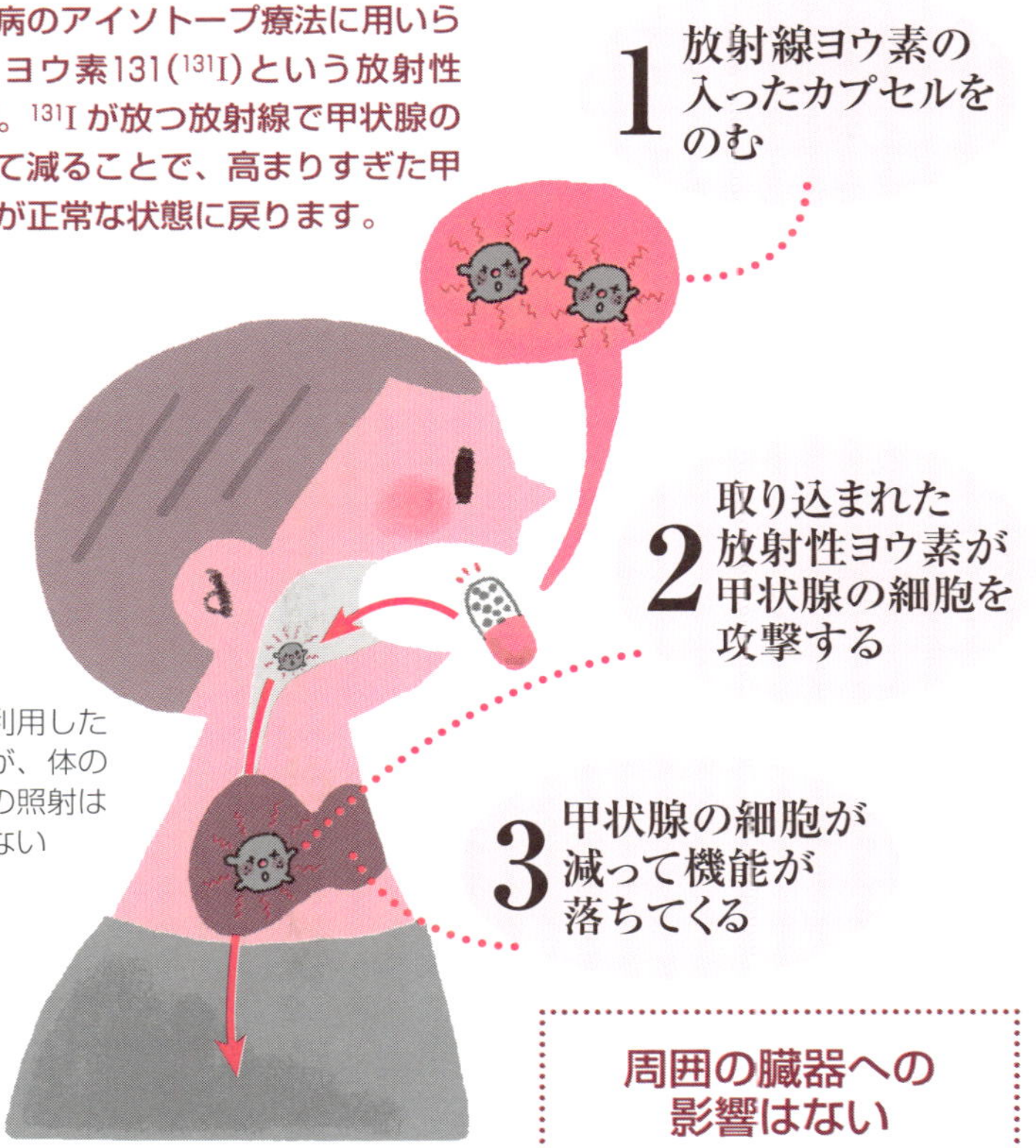
1 放射線ヨウ素の入ったカプセルをのむ
2 取り込まれた放射性ヨウ素が甲状腺の細胞を攻撃する
3 甲状腺の細胞が減って機能が落ちてくる

放射線を利用した治療法だが、体の外側からの照射はおこなわない

放射線を出すカプセルをのむ。効果は半年で現れる

アイソトープ療法は、アイソトープ検査（二二ページ参照）と同様、甲状腺のヨウ素を集める性質を利用した治療法です。カプセルをのむだけなので痛みはなく、傷が残る心配もありません。放射線の影響でがんのリスクが高まるようなこともありません。

周囲の臓器への影響はない

放射性ヨウ素の放射線は、体内での飛距離が2mm程度とごく短いもの。周囲の臓器への影響を心配する必要はありません。

甲状腺に取り込まれなかった放射性ヨウ素は尿や唾《だ》液《えき》、汗などといっしょに排《はい》泄《せつ》されていきます。服用から数日間は、周囲の人を被曝させないための注意が必要です（39ページ参照）。

放射性ヨウ素などの放射性医薬品を扱うには専門の設備が必要。専門の設備の整った医療機関で治療を受ける

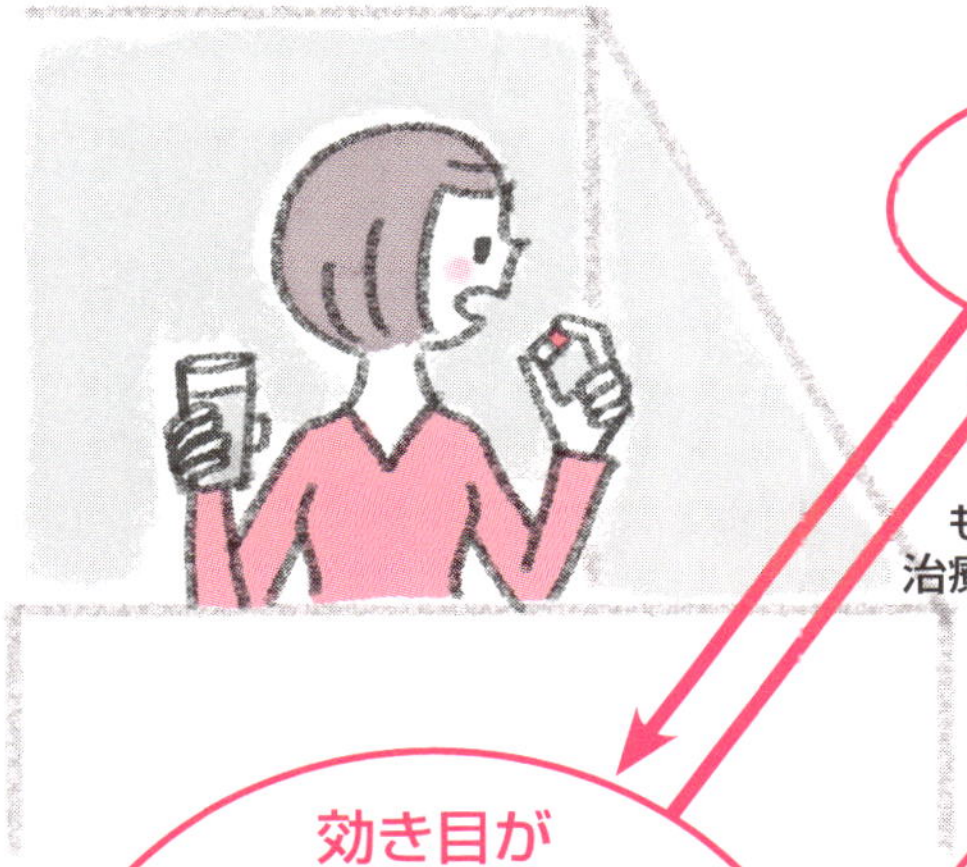

治療効果は高い

アイソトープ療法によって60〜90%は甲状腺の機能が正常、あるいは低下し、その状態が長く続きます。治療による甲状腺機能の低下は、治療効果の1つととらえてください。

アイソトープ療法を受ける
（38ページ参照）

もう一度治療する

効き目が悪くても再治療できる
1回の治療では、甲状腺機能が高いままだったり、首の腫れが引かなかったりすることもある。抗甲状腺薬でコントロールすることもできるが、再度アイソトープ療法を受けてもよい

機能が正常になったら経過観察
甲状腺機能が安定するまでは、抗甲状腺薬の服用が必要なこともある。服薬をやめたあとも定期的に受診する

しばらくたってから低下していくことも

効きすぎたらホルモン薬をのむ
甲状腺細胞が減りすぎると、甲状腺ホルモンが不足する。足りない分は薬（55ページ参照）をのんで補う

異常に増えた甲状腺の細胞を減らすことで、過剰なホルモン分泌は治まり、首の腫れも引いていきます。効果が現れるまでには、服用から二〜六カ月ほどかかります。そのあいだは、抗甲状腺薬などの服用が必要ですが、アイソトープ療法の効果が現れてきたら、服薬は中止できることもあります。

受けないほうがよい人もいる

●18歳以下の人　●妊娠中や授乳中の人
●近々、出産を希望している人
●目の症状が強い人

放射線の影響は少ないのですが、年齢が低い場合は念のため避けます。治療後、しばらくは甲状腺機能が安定しにくいため、妊娠は治療終了後1年以上先のほうが安心です。

目の症状が強い人は、症状が悪化するおそれがあるので、目の治療を優先させましょう。

入院だけでなく通院でも受けられる

アイソトープ療法を受ける際は、連続二日間通院をして、放射性ヨウ素の入ったカプセルを服用します。通常、入院する必要はなく、通院で受けることができます。

事前の検査で最適な量を決める

治療のためにどれくらい放射性ヨウ素をのめばよいかは、一人ひとりの甲状腺の状態によって違います。量が少なすぎれば甲状腺機能は十分に下がりませんし、多すぎれば機能低下が著しくなります。直前に検査をしたうえで、自分に合った量の放射性ヨウ素を服用します。

治療後は定期的に受診し、経過をみていくことが必要です。放射線の影響は時間が経ってから現れることもあります。機能低下が起きて甲状腺ホルモンが減りすぎたら、ホルモンの補充が必要です。治療によって起きる機能低下は、バセドウ病の薬物療法に比べてずっとコントロールしやすいので、あまり心配することはありません。

アイソトープ療法の進め方

カプセルの服用はすぐに終わりますが、治療効果を十分に得るためには事前の準備が必要です。カプセル服用後は定期的な検査を続け、甲状腺機能の様子を見守ります。

入院が必要な人もいる

●首の腫れが大きい人　●高齢の人
●心臓などの病気がある人

抗甲状腺薬の服用を中断するため、甲状腺機能が高まる危険性もある。場合によっては１週間程度の入院がすすめられる

日程　１週間前

治療前の準備

●ヨウ素制限食
（98ページ参照）
●服薬を中断
食事からヨウ素をとっていると、放射性ヨウ素が甲状腺に取り込まれる量が減って、十分な治療効果が得られない

安静を心がけよう

服薬を中断するため、甲状腺機能が高まって症状が現れやすい。治療後１週間くらいまでは無理をせず、症状があるときは安静を心がけて

通院は連続2日間

初日は検査

ヨウ素制限と服薬中断を守っていたかや、体調の変化などについて確認される。問題なしと判断されたら、検査用カプセルを服用する

翌日は検査と治療

治療の前に、甲状腺にヨウ素がどれくらい取り込まれたか、シンチグラムを撮って測定。検査結果に応じて治療に用いる放射性ヨウ素の量を決定し、治療用カプセルを服用する

受診

定期的な甲状腺機能のチェックが必要

カプセル服用後、4～6ヵ月間は1ヵ月に1回受診し、甲状線機能の変化を確認。ホルモン量が安定したあとも半年に1回受診して、経過をみていく

検査日　治療日　2日目　3日目　4日目　5日目　6日目　7日目　……14日目……　1ヵ月目

治療後の注意点

- 必要以上に出歩かない
- できるだけ1人で寝る
- 入浴は最後にする
- トイレの使用後は水を2回流す
- よく手を洗い、清潔を心がける
- キスや性交など、ほかの人との密接な接触を避ける

- 乳幼児や妊婦との15分以上の接触を避ける

乳幼児や妊婦への配慮は２週間程度必要

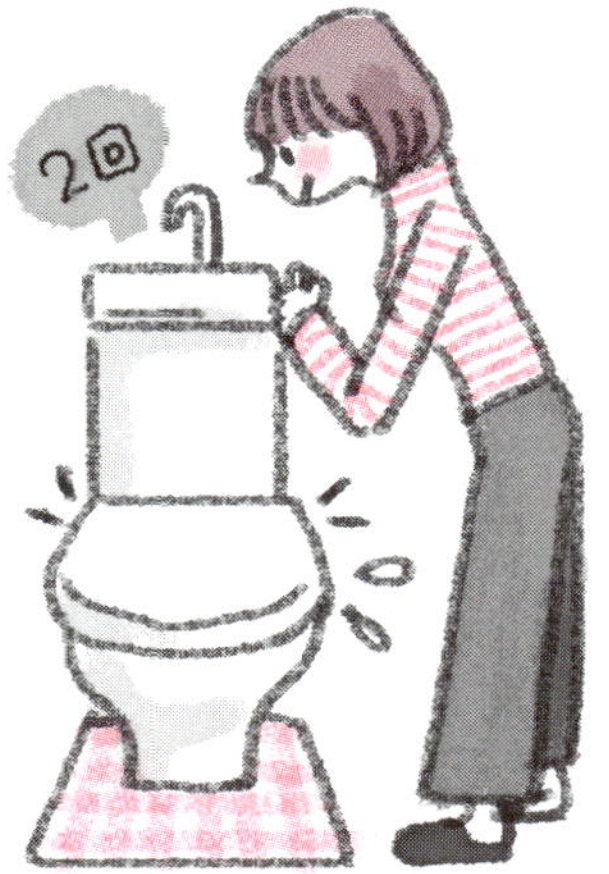

治療後数日間は尿や、汗などの体液からごく微量の放射線が出ているので、周りの人に影響を与えないようにする

効果が現れるのは2～6ヵ月後

徐々に甲状腺ホルモンの分泌量が減り、甲状腺の腫れも小さくなっていく

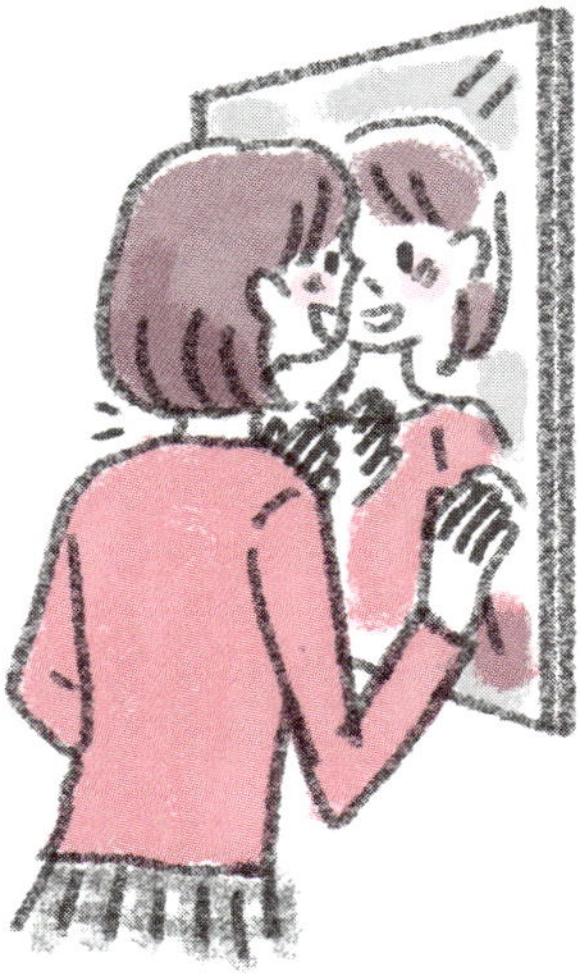

手術

甲状腺を全部とり除くのが主流

手術は、薬物療法やアイソトープ療法より古くからおこなわれている治療法です。甲状腺をすべてとり除いてしまえば、再発の危険性はゼロ。術後は甲状腺ホルモン薬の服用を続けます。

短期間で確実に治る

バセドウ病の手術では、甲状腺をすべてとり除く全摘術がすすめられます。全摘した場合、甲状腺ホルモンは分泌されなくなるので、のみ薬で補います。

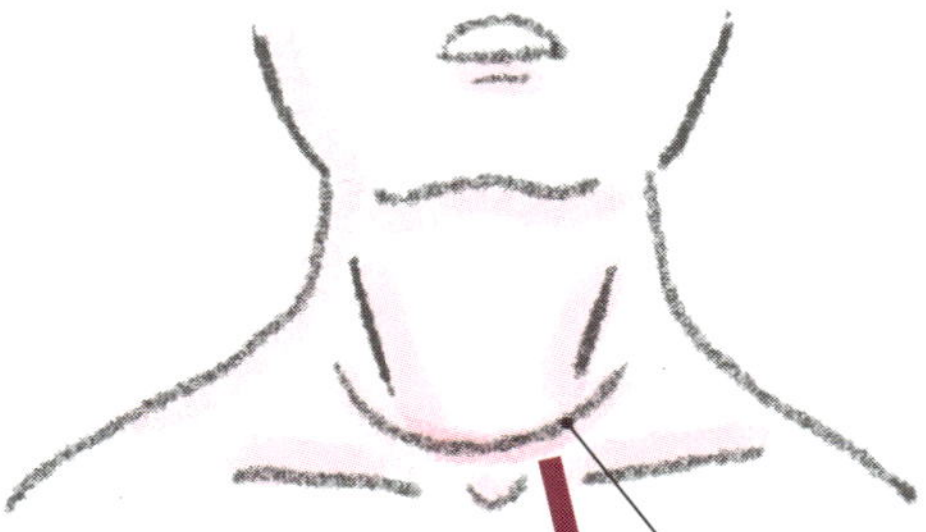

首元の皮膚のしわに沿って切開する。体質にもよるが、１年くらいで目立たなくなることが多い

手術の流れ

首元を切開し、甲状腺をとり除きます。手術にかかる時間は１〜２時間程度。全身麻酔でおこなわれます。

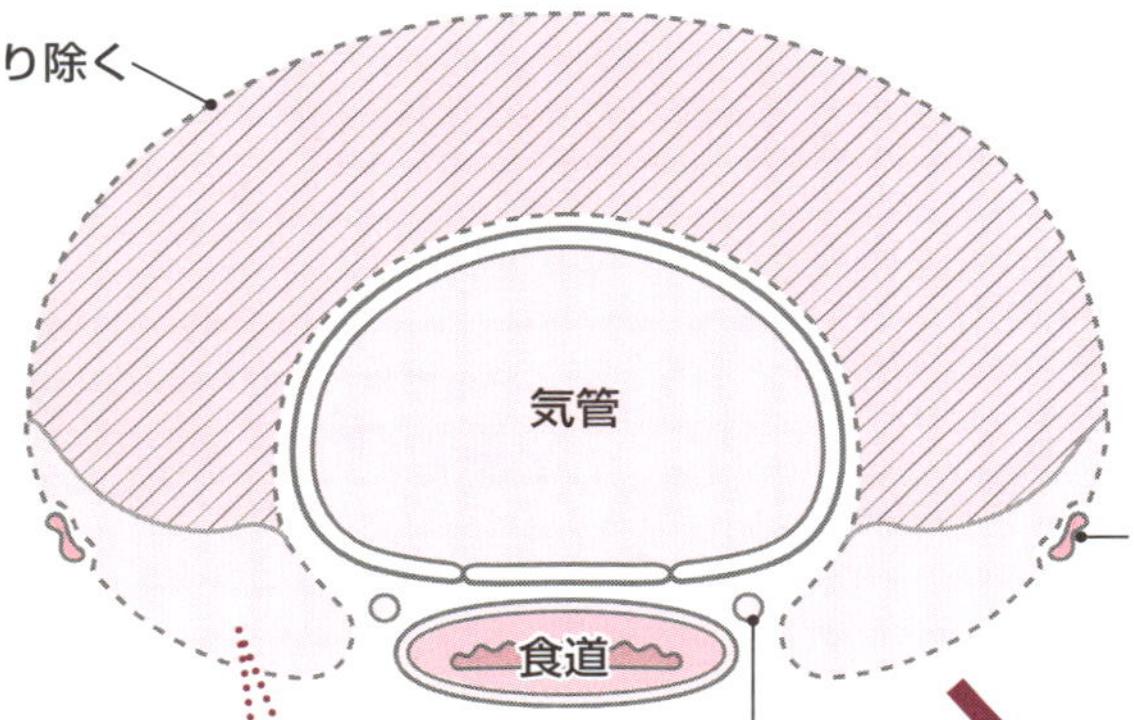

◀全摘術

手術により、まれに声がかすれやすくなるなどの合併症が現れることもあるが、一時的なものが多い（71 ページ参照）

甲状腺の一部を残す方法もある

甲状腺の一部を残す「亜全摘術」もあります。抗甲状腺薬も甲状腺ホルモン薬ものまずに、甲状腺機能を正常化させるのが目的です。しかし再発しやすく、再発しても再手術がむずかしいため、現在は全摘術が主流です。

術後はのみ薬でホルモンを補う

全摘術を受けたあとは、甲状腺ホルモン薬を生涯、服用し続けることが必要です。もともと体内にあるべき量のホルモンを薬で補うので、副作用はまったくありません（55 ページ参照）。

治療の進め方

甲状腺を摘出する手術を受ける場合には、1～2週間の入院が必要です。全摘した場合、術後は甲状腺ホルモン薬の服用を始めます。

入院前

甲状腺ホルモンが非常に多い状態（29ページ参照）での手術は危険。抗甲状腺薬などを使い、できるだけ甲状腺機能を正常な状態に近づけておく

入院　1～2週間

検査
↓
手術　――手術当日は絶食。手術後3時間ほどで水は飲める
↓
歩行　――翌日には食事を再開。最初は流動食やおかゆで、少しずつ普通食に戻す。歩いてトイレに行けるようになる
↓
抜糸・抜管　――傷に入れていた管（ドレーン）や、傷を縫合した糸を抜く。体調に応じて、抗甲状腺薬か甲状腺ホルモン薬をのみ始める
↓
シャワー可
↓
検査

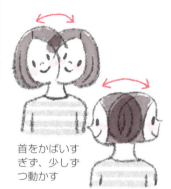

首をかばいすぎず、少しずつ動かす

退院後

退院後は1週間で仕事や学校へ復帰

退院後1週間で、仕事や通学は再開できることが多い。自分の体調に合わせて、無理をしないようにする。術後1ヵ月くらいたてば、元の生活に戻れる人が大半。指示された間隔で検診を受ける

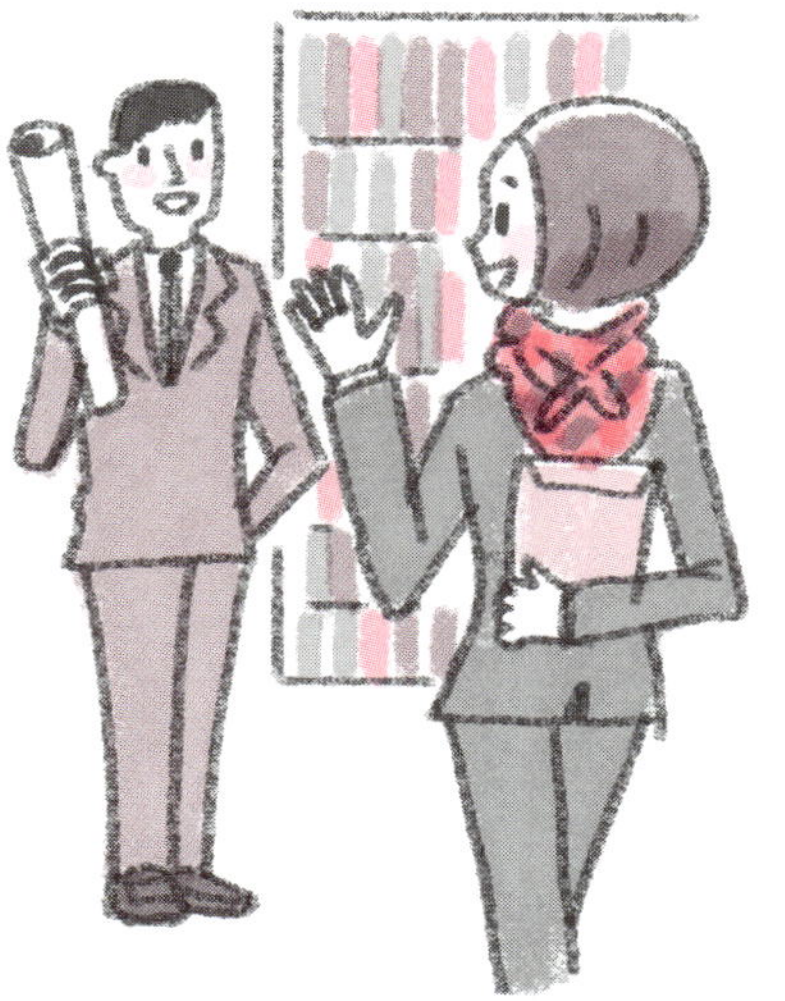

再発の心配がなく体調をコントロールしやすい

なるべくなら薬で治したいという人が少なくありませんが、早く確実に治せるという意味では、手術も重要な選択肢の一つです。

以前は甲状腺の一部を残す亜全摘術がおこなわれてきましたが、現在は全摘術が主流です。手術で甲状腺をすべてとってしまえば、不快な症状に悩まされるおそれはなくなります。再発する心配もまったくありません。

術後は、甲状腺ホルモン薬をのみ続けることになります。しかし、抗甲状腺薬よりずっとコントロールしやすくなり、体調が安定します。

バセドウ病の目の症状①

目の症状が現れるのは患者さんの一部

バセドウ病というと、特徴的な目の症状をイメージする人も多いようです。たしかにバセドウ病の症状の一つですが、すべての患者さんに目の異常が起きるわけではありません。

目の症状には2つのタイプがある

バセドウ病で起きることがある目の症状は、「バセドウ病眼症（甲状腺眼症）」といわれます。甲状腺ホルモンの影響によるものと、免疫異常そのものが関連していると考えられるものがあります。

1 まぶたがつり上がる（眼瞼後退《がんけんこうたい》）

過剰な甲状腺ホルモンの分泌により、体が興奮状態に陥り、目をかっと見開いた状態になる。

甲状腺機能を抑える治療で改善しやすい

2 眼球が押し出される（眼球突出《がんきゅうとっしゅつ》）

免疫の異常でできた自己抗体が、眼球の奥にある筋肉や脂肪を刺激し、炎症やむくみを起こすことが原因と考えられている。

甲状腺機能を抑えるだけでは改善しにくい

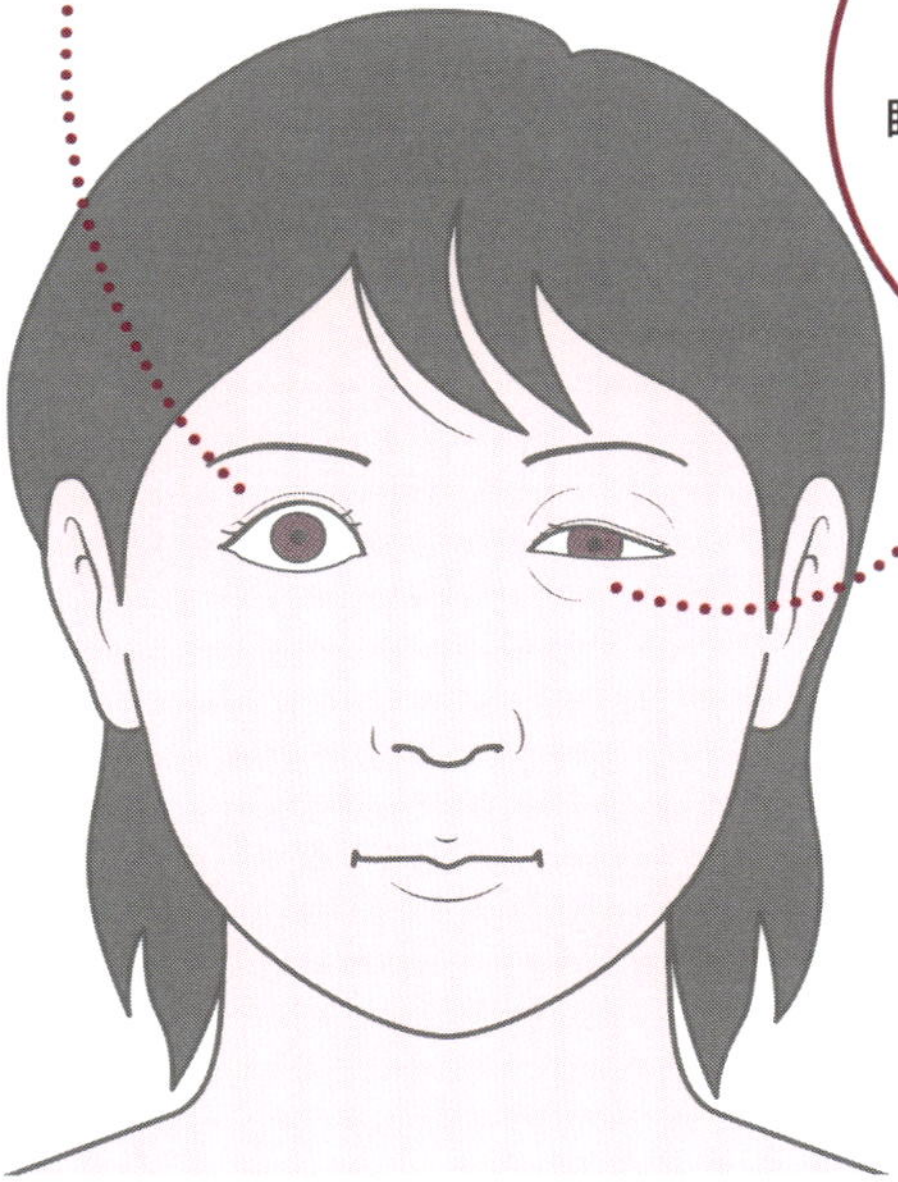

目が大きくなったように見えるが、眼球の大きさ自体は変わらない

これが原因で

- まぶたが腫れる、逆《さか》まつ毛になる
- 白目（結膜《けつまく》）が充血する
- 目が乾きやすい（ドライアイ）
- 物が二重に見える（複視《ふくし》）

など

重症化すると、視神経が圧迫され視力障害を起こしたり、まぶたを閉じられずに角膜《かくまく》が傷ついたりすることもある。眼科での治療が必要

眼科を受診しよう

目の症状がバセドウ病に関連するものか、バセドウ病眼症ならどちらのタイプで、どの程度の症状が起きているのかなどは、眼科でわかります。バセドウ病にくわしい眼科を受診しましょう。

甲状腺の病気にくわしい眼科医にみてもらう

目に症状が出てくる甲状腺の病気の大半はバセドウ病です。気になる症状があれば早めに眼科でみてもらいましょう。

バセドウ病のすべてに目の症状が伴うわけではなく、軽症を含めると七割程度です。見た目が変わるためショックを受けやすいのですが、軽症の人が多いので、あまり心配することはありません。

バセドウ病眼症の診断や治療には、専門的な知識と技術が必要です。甲状腺専門医とは別に、眼科医にかかりましょう。バセドウ病眼症にくわしい眼科医を、甲状腺専門医から紹介してもらうのがベストです。

甲状腺専門医の紹介状を持って、眼科を受診しよう

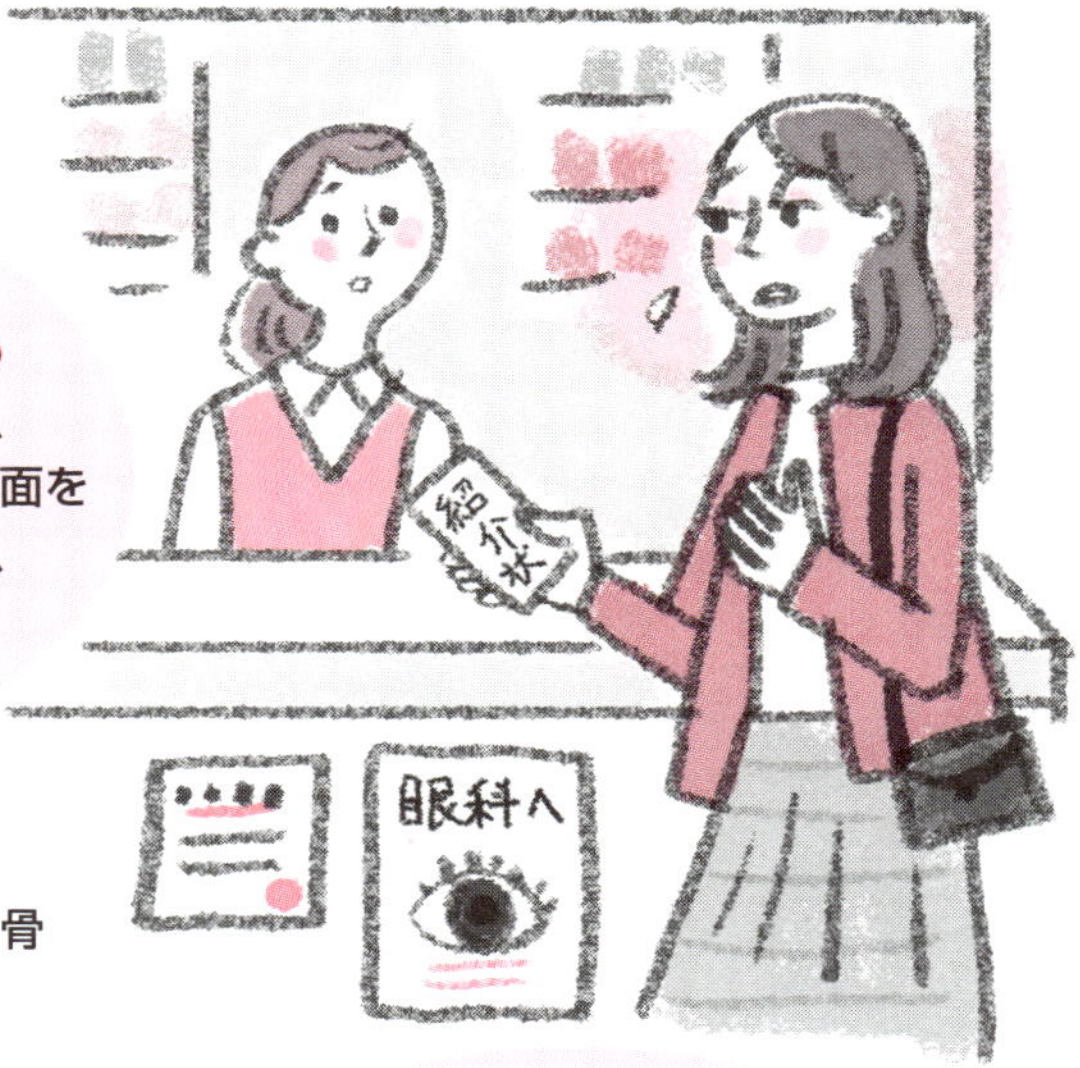

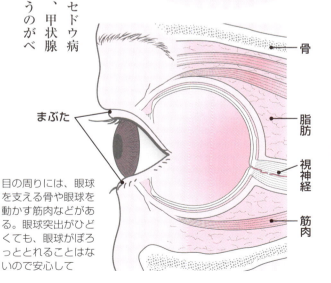

眼科的な検査や眼科医の診察を受ける

視力検査や眼圧測定などのほか、まぶたや、その内側の結膜、目の表面を覆う角膜の様子などを調べたり、目の動き方などを確認したりする

CTやMRIで眼球のうしろを調べる

眼球突出がみられる場合には、CT や MRI などの画像検査も受ける。目の奥にあり眼球を支えている筋肉の炎症や厚み、眼球突出の程度などを確認する

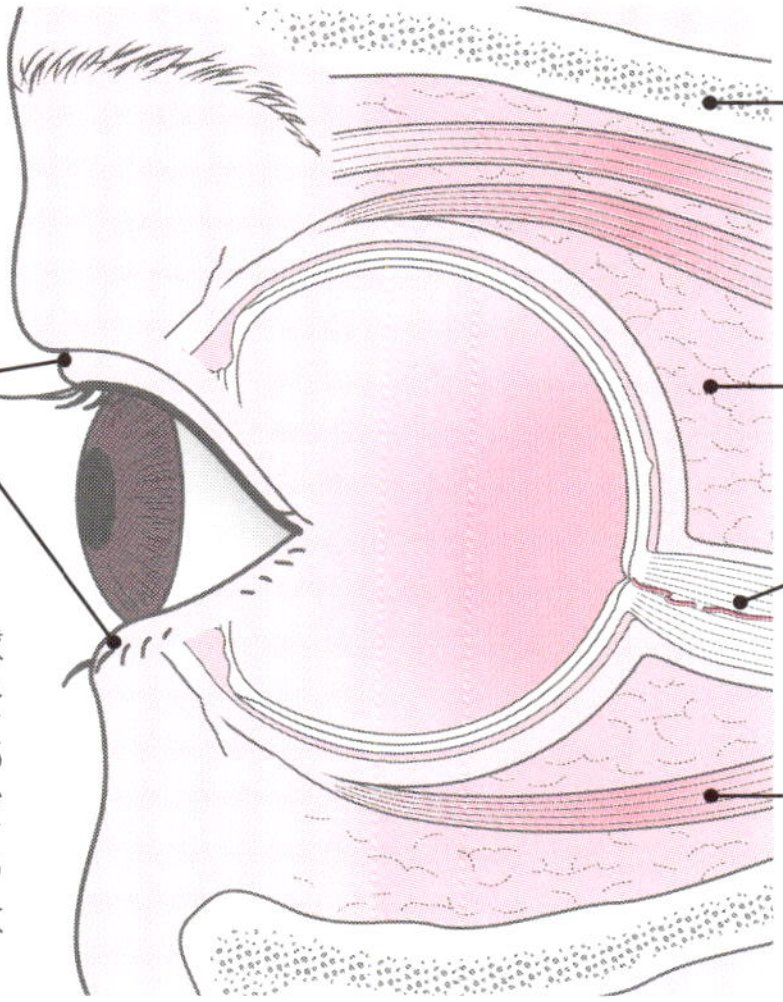

目の周りには、眼球を支える骨や眼球を動かす筋肉などがある。眼球突出がひどくても、眼球がぽろっととれることはないので安心して

バセドウ病の目の症状②

バセドウ病をよく知る眼科医の治療を受ける

眼球突出やそれにもとづく症状は、甲状腺機能が安定しても残りやすいので、精神的な負担にもなりがちです。眼科の治療で改善することが多いので、きちんと治療を受けましょう。

眼球突出などの症状は眼科での治療が必要

バセドウ病眼症のなかでも、眼球突出など、自己免疫による炎症が関係すると考えられる目の症状は、甲状腺機能を安定させるだけでは改善していきません。眼症の程度によっては、眼科での専門的な治療が必要です。

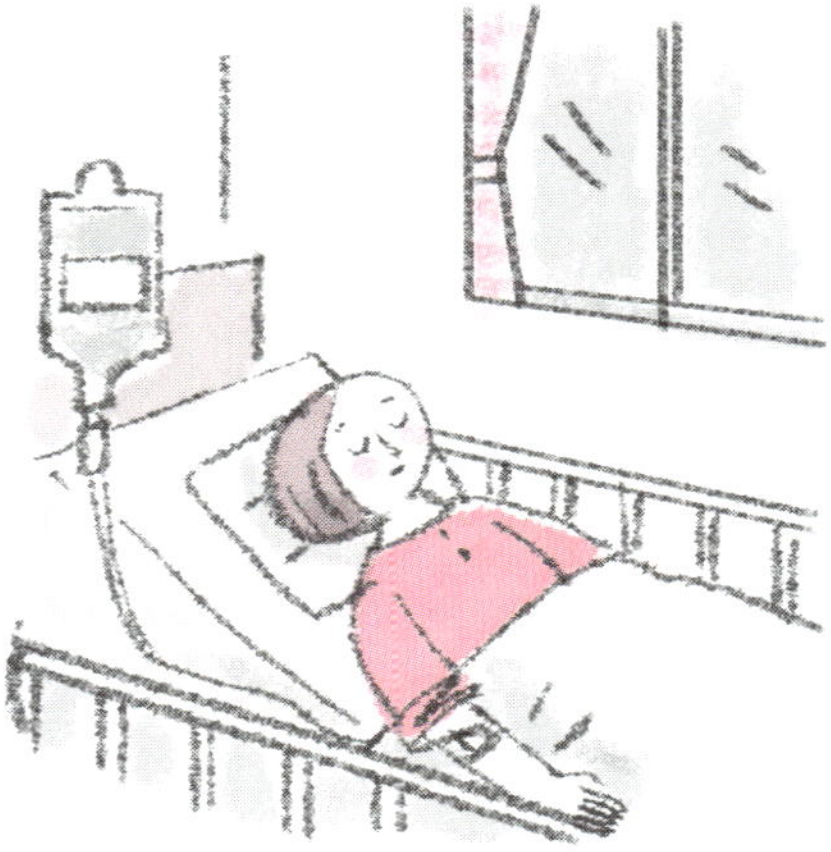

ステロイド薬を点滴薬や内服薬で使う場合は、入院が必要

薬物療法

目の充血や痛み、まぶたのむくみを抑える

症状やその程度によって、ステロイド薬などの薬が使われます。

ステロイド薬

ステロイド（副腎《ふくじん》皮《ひ》質《しつ》ホルモン）薬には、炎症をやわらげたり、免疫反応を抑えたりする働きがある。症状に応じて、まぶたの裏などに注射したり、点滴薬や内服薬を使ったりする

その他

軽症の場合は、角膜や粘膜を保護するための点眼薬や、まぶたのつり上がりには交感神経の働きをやわらげる点眼薬などが用いられる

放射線療法

眼球突出の強い人や複視がある人に

眼球の奥に弱い放射線を当て、脂肪や筋肉などを萎縮《いしゅく》させることで、眼球突出を抑えます。「リニアック」（76ページ参照）という最新の機器が登場し、精度が高まっています。

手術

複視や視力障害がある場合に検討

ほかの治療法が効かない場合には、眼球の奥の骨や脂肪をとって、スペースを広げる手術などがおこなわれることもあります。

生活の工夫と改善で症状をやわらげる

バセドウ病眼症を悪化させる要因は、生活のなかにもあります。軽症なら、生活の工夫と改善で、症状がやわらいでいくこともあります。

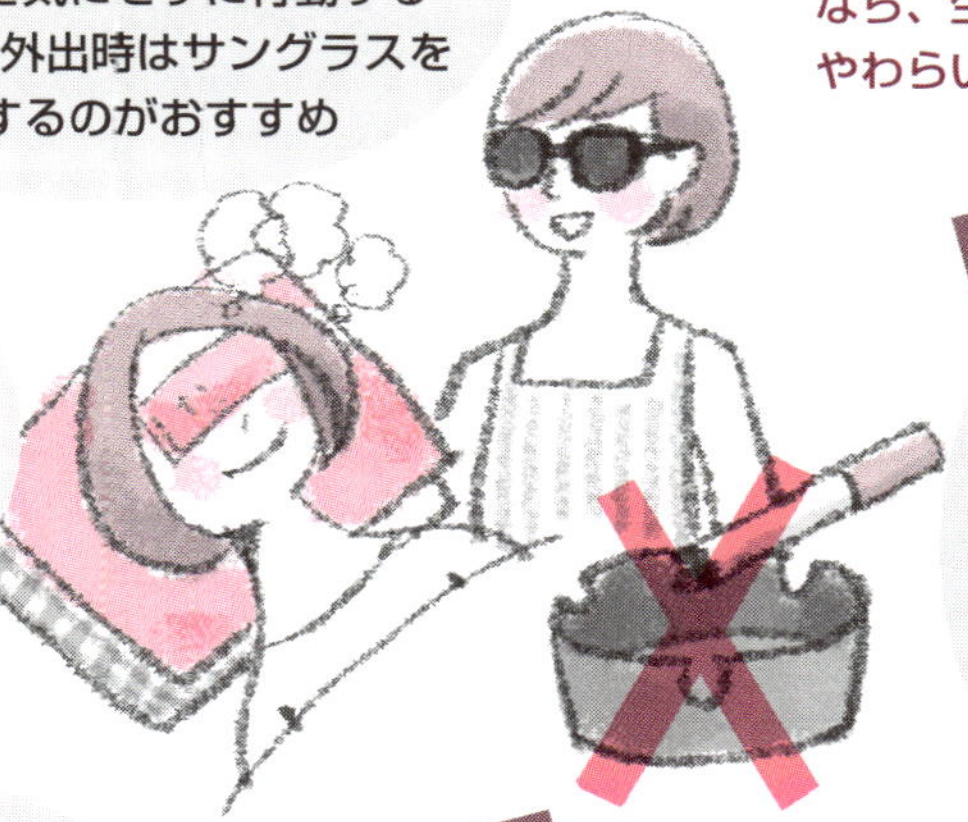

工夫1
外出時
紫外線から目を守るためにも、ひとの目を気にせずに行動するためにも、外出時はサングラスを着用するのがおすすめ

工夫2
寝るとき
十分に睡眠時間を確保して目を休めよう。目の腫れや充血は、枕を高くして眠るようにすると軽減しやすい

改善1
タバコ
タバコを吸うバセドウ病の患者さんは、吸わない患者さんにくらべて眼球突出が起きる危険性が高い。喫煙は、バセドウ病の発病や再発のリスクも高める。ぜひ禁煙を！

改善2
ストレス
精神的なショックやストレスは、バセドウ病眼症の発病や悪化につながりやすい。ストレスを解消して、きちんと治療も受けよう

改善3
目の使いすぎ
スマートフォンやパソコンなどで目を酷使する機会が多いと、充血などの症状が強まりやすい。意識的に目を休ませよう

二人の専門医に協力してもらいながら治療する

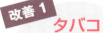

バセドウ病眼症に対しては、甲状腺機能を安定させることと、目の状態そのものを改善させることが必要です。

眼球突出など、甲状腺機能の高まりとは直接関連しない目の症状も、甲状腺機能が高まりすぎている状態では手術などの治療を受けるのがむずかしくなります。甲状腺専門医と眼科専門医という、二人の専門医のもとで適切な治療を受けましょう。

症状を気に病むよりしっかり治療

目の症状は、見た目の変化をもたらすため、精神的に大きなストレスを感じる患者さんも少なくありません。

一方で、ストレスは症状を悪化させる一因でもあります。ストレスを減らすためにも、焦らずしっかり治療を受けながら、生活の工夫や改善をおこないましょう。

バセドウ病に似たほかの病気

炎症やしこりが原因でホルモン過剰になる

甲状腺機能亢進症や甲状腺中毒症を引き起こす病気は、バセドウ病だけではありません。甲状腺ホルモンが必要以上に増えすぎてしまう原因が違えば、対処法も異なるので、区別が必要です。

甲状腺の炎症が原因でホルモンがもれ出る

炎症により甲状腺の細胞が破壊され、蓄えられていた甲状腺ホルモンがもれ出て、甲状腺中毒症の症状が現れます。甲状腺機能が高まっているわけではなく、症状は一時的なものです。

発熱と痛みを伴う 亜急性甲状腺炎

甲状腺に痛みのあるしこりができ、熱が出ます。「亜急性」とは急性とも慢性ともいえない状態のこと。風邪に引き続いて起こることが多く、ウイルス感染による炎症と考えられます。

しこりの状態を超音波検査で、ホルモンの量や炎症の程度は血液検査で確認すれば診断は可能です。

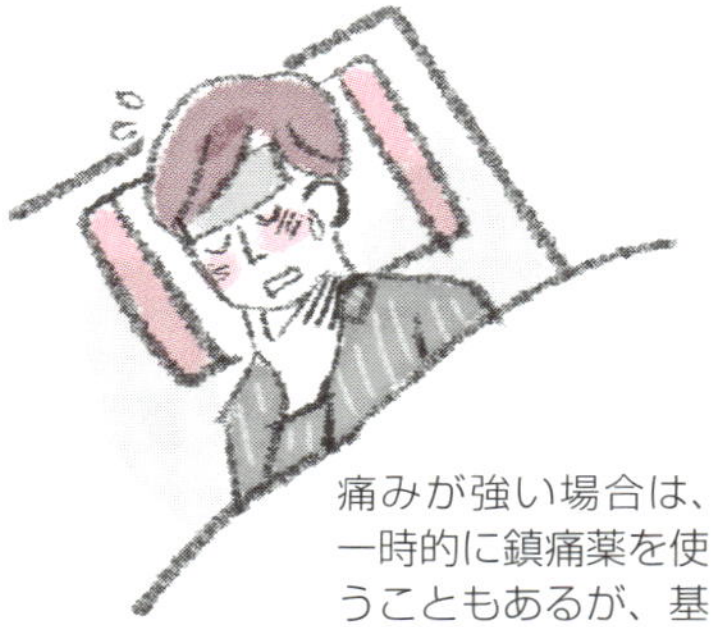

痛みが強い場合は、一時的に鎮痛薬を使うこともあるが、基本的には自然に治る

どちらも基本は治療不要

甲状腺ホルモンが過剰に分泌される状態は一時的なものなので、特別な治療は必要ありません。特に無痛性甲状腺炎は橋本病がベースにあることが多く、抗甲状腺薬を使ってしまうと、症状が悪化するおそれがあります。

発熱も痛みもない 無痛性甲状腺炎

何らかの原因で甲状腺細胞に炎症を起こすもので、橋本病の一種とも考えられます（56ページ参照）。痛みはなく、多くは甲状腺の腫れが小さめです。バセドウ病にまちがわれやすいのですが、アイソトープ検査で区別できます（22ページ参照）。

バセドウ病に似ていても検査を受ければわかる

甲状腺機能亢進症や甲状腺中毒症を起こす病気は、バセドウ病特有の自己抗体がみられず、甲状腺にしこりができたり、経過観察中にＴＳＨが高値を示したりと異なる特徴があるため、検査を受ければ区別はむずかしくありません。

下垂体のホルモン分泌が増える TSH（甲状腺刺激ホルモン）産生腫瘍

甲状腺にホルモンを合成・分泌する指令を出す脳の下垂体に、良性の腫瘍ができる病気です。TSHが過剰に分泌されることで、甲状腺がホルモンをつくりすぎてしまいます。

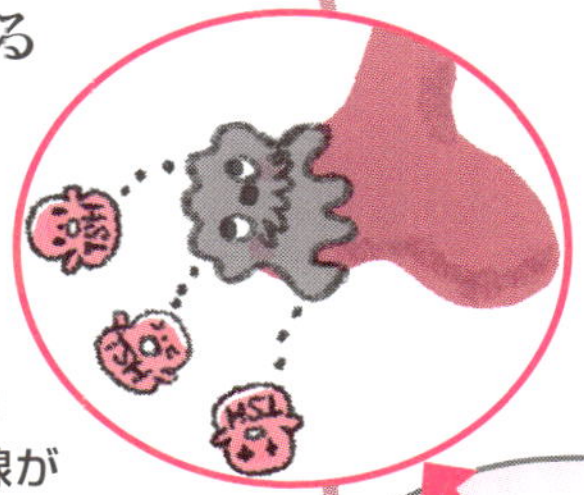

■手術で腫瘍を切除する

腫瘍を摘出すれば甲状腺機能は元に戻ります。手術がむずかしい場合は放射線療法や、腫瘍に対する薬物療法をおこないます。

しこりや腫瘍が原因でホルモンが過剰に

甲状腺が合成・分泌する甲状腺ホルモンの量は、脳と甲状腺が連携することで一定の範囲に保たれています。脳や甲状腺に腫瘍ができると、連携システムが乱れ、ホルモン量が増えてしまうこともあります。

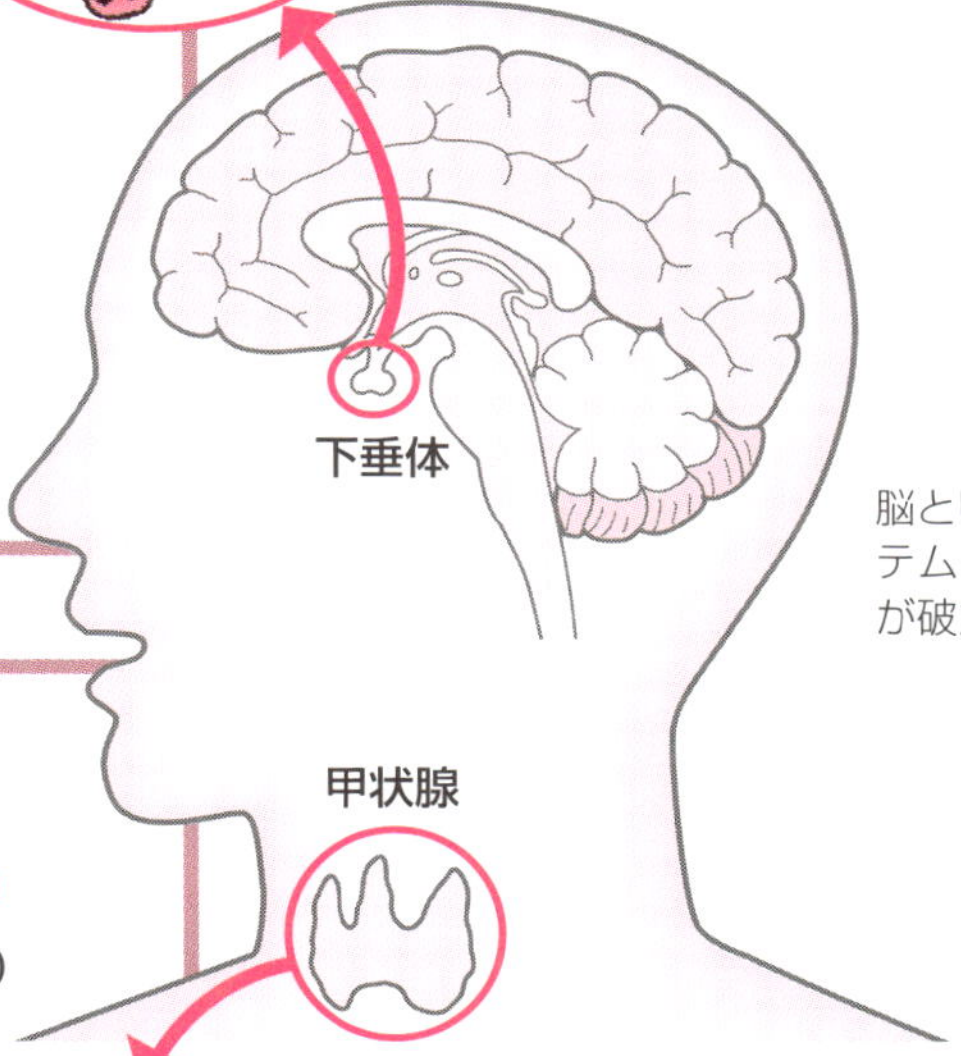

脳と甲状腺の連携システム（13ページ参照）が破たんしてしまう

甲状腺のしこりがホルモンを勝手につくる プランマー病（甲状腺機能性結節）

甲状腺にできたしこり（良性腫瘍の１つ）が、下垂体のコントロールを受けずに勝手に甲状腺ホルモンをつくり出してしまう病気です。

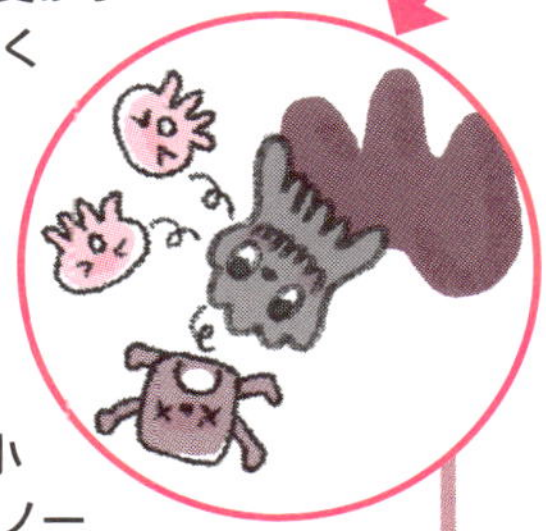

■新しい治療法が効果的

しこりだけを手術で切除する方法もあります。しこりが小さければ、近年は経皮的エタノール注入療法（P.E.I.T.《ペイト》、67ページ参照）やアイソトープ療法が主流です。

バセドウ病にまちがわれやすい無痛性甲状腺炎も、アイソトープ検査を受ければバセドウ病との違いは明らかです。無痛性甲状腺炎の場合、ホルモンをつくる機能自体は低下していることが多く、甲状腺は白っぽく写ります。

甲状腺中毒症の症状は同じでも、原因によって治療法は異なりますので、正しい診断を受けることが大切です。

COLUMN

副甲状腺が働きすぎると骨がもろくなる

▼副甲状腺機能の高まりがまねく主な症状

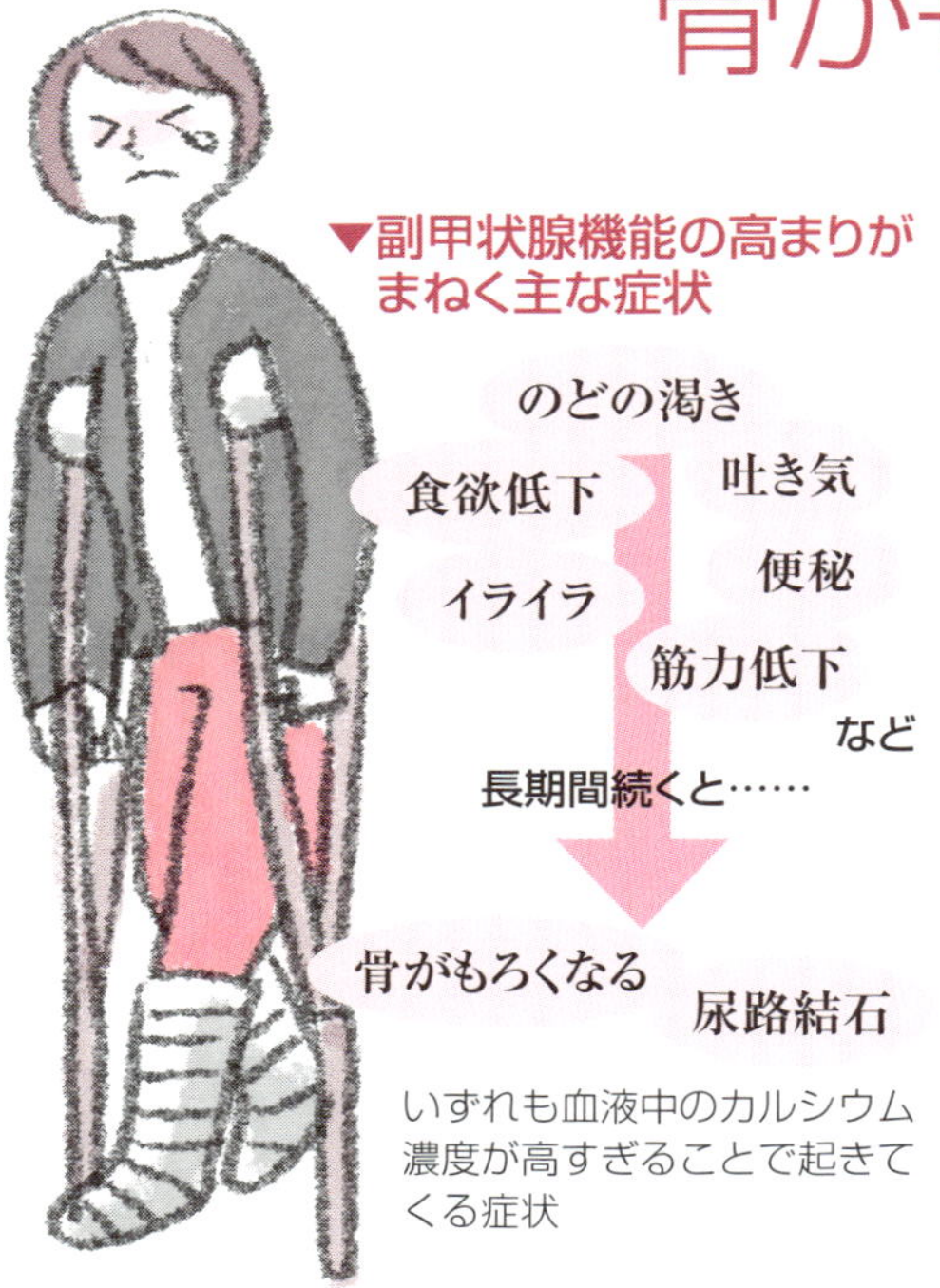
のどの渇き
食欲低下
吐き気
便秘
イライラ
筋力低下
など
長期間続くと……
骨がもろくなる
尿路結石

いずれも血液中のカルシウム濃度が高すぎることで起きてくる症状

副甲状腺のトラブルは働きすぎによるものが多い

副甲状腺から分泌される副甲状腺ホルモンには、骨からカルシウムを引き出して血液中のカルシウム濃度を高める働きがあります。カルシウムは細胞の働きに欠かせないもの。血液中のカルシウム濃度が下がると副甲状腺ホルモンの分泌が高まり、カルシウム濃度が高くなるとホルモンの分泌は減ります。こうして血液中のカルシウム濃度は一定に保たれています。

副甲状腺のトラブルは、腎不全など副甲状腺以外の原因で起こることもありますが、多くは副甲状腺にできた腫瘍が原因で、ホルモン分泌が止まらなくなるといったかたちで現れます。

治療は手術が基本

検査の結果、血液中のカルシウム濃度と副甲状腺ホルモンの数値が高く、副甲状腺に腫瘍があるとわかれば、手術で腫瘍を摘出するのが基本です。ほかにも、エタノール注入療法や、薬物療法がおこなわれることもあります。

なお、甲状腺の手術の影響で、副甲状腺機能が低下することも。血液中のカルシウム濃度が減りすぎると、手足のしびれやこわばり、けいれんなどが生じやすくなるので、カルシウム薬などで不足を補っていきます。

第3章

甲状腺が働かない——橋本病とわかったら

甲状腺が働かなくなる病気の代表が「橋本病」です。
病名は、病気の発見者である橋本策（はかる）博士の名前から。
病状が悪化すると、甲状腺ホルモンが少なくなり、
全身の元気がなくなってしまいます。
定期的な受診だけですむ人もいれば、治療が必要な人もいます。
自分の状態を知っておきましょう。

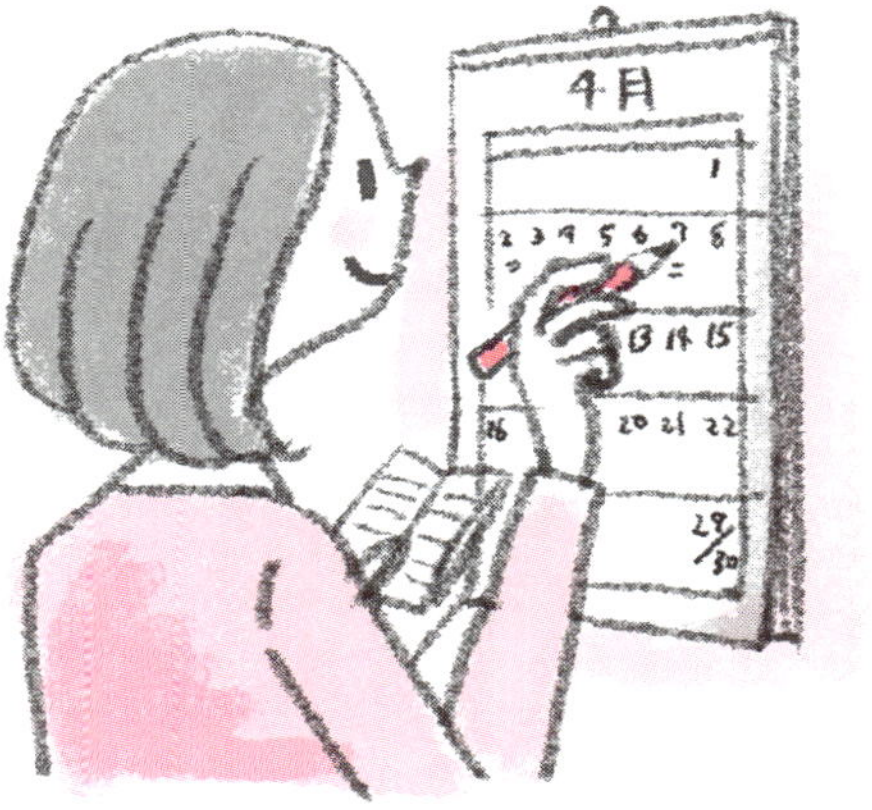

原因

慢性的な炎症で甲状腺の細胞が壊れていく

橋本病は「慢性甲状腺炎」ともいわれ、バセドウ病と同じ自己免疫疾患の一つです。甲状腺に慢性的な炎症が生じ、進行するにつれて甲状腺ホルモンをつくれなくなっていきます。

原因は不明だが遺伝的な要因もある

橋本病は、バセドウ病と同じく免疫のしくみに異常が起き、外敵ではなく自分の組織が攻撃対象になる自己免疫疾患の一つですが、バセドウ病とは自己抗体の種類と症状の現れ方が異なります。

橋本病では、甲状腺の細胞に対する自己抗体が現れます。自己抗体や、抗体をつくるリンパ球の攻撃が続くことで甲状腺に慢性的な炎症が続きます。その結果、甲状腺が腫れたり、細胞の破壊が進んで甲状腺機能低下症が起きたりします。

自己免疫が生じる原因は不明ですが、遺伝的な要因もあると考えられています（九〇ページ参照）。

圧倒的に女性の患者さんが多い

橋本病の男女比は 1：20～30 といわれるほど、女性に起こりやすい病気です。症状の現れ方や程度には個人差があり、病気に気づいていない人も多くいます。

▼初診時の年齢
（伊藤病院の初診患者、2015 年）

８割以上は20～50代。10代で発病することもあるが、15 歳以下や 90歳以上は少ない

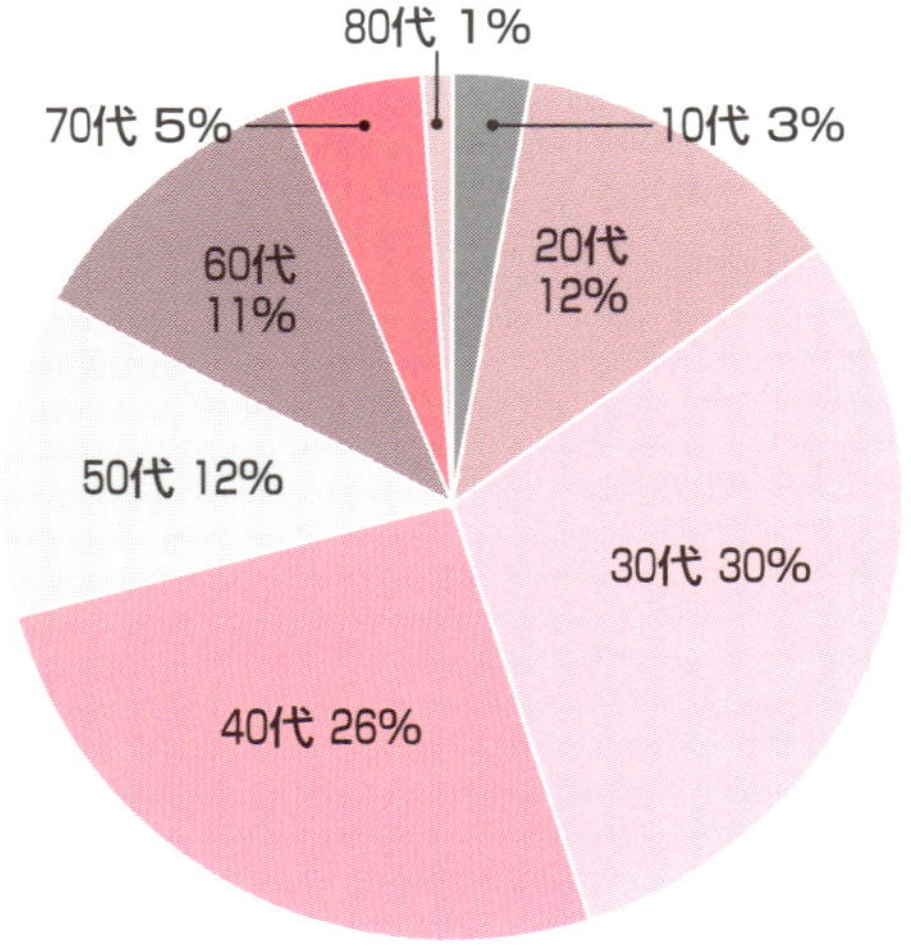

橋本病は、バセドウ病に比べて年齢層が若干高く、働きざかりの人が多い

甲状腺に炎症が起きて慢性的に続く

橋本病は、甲状腺に慢性的な炎症が生じる病気です。橋本病を疑って血液検査をすれば診断は早いですが、症状がわかりにくいことも多く、発見の機会がない人も少なくありません。

1 自己抗体ができる

何らかの原因で自己抗体ができ、甲状腺を攻撃するリンパ球が増える。初めのうちは炎症も弱く、甲状腺の働きには影響しない

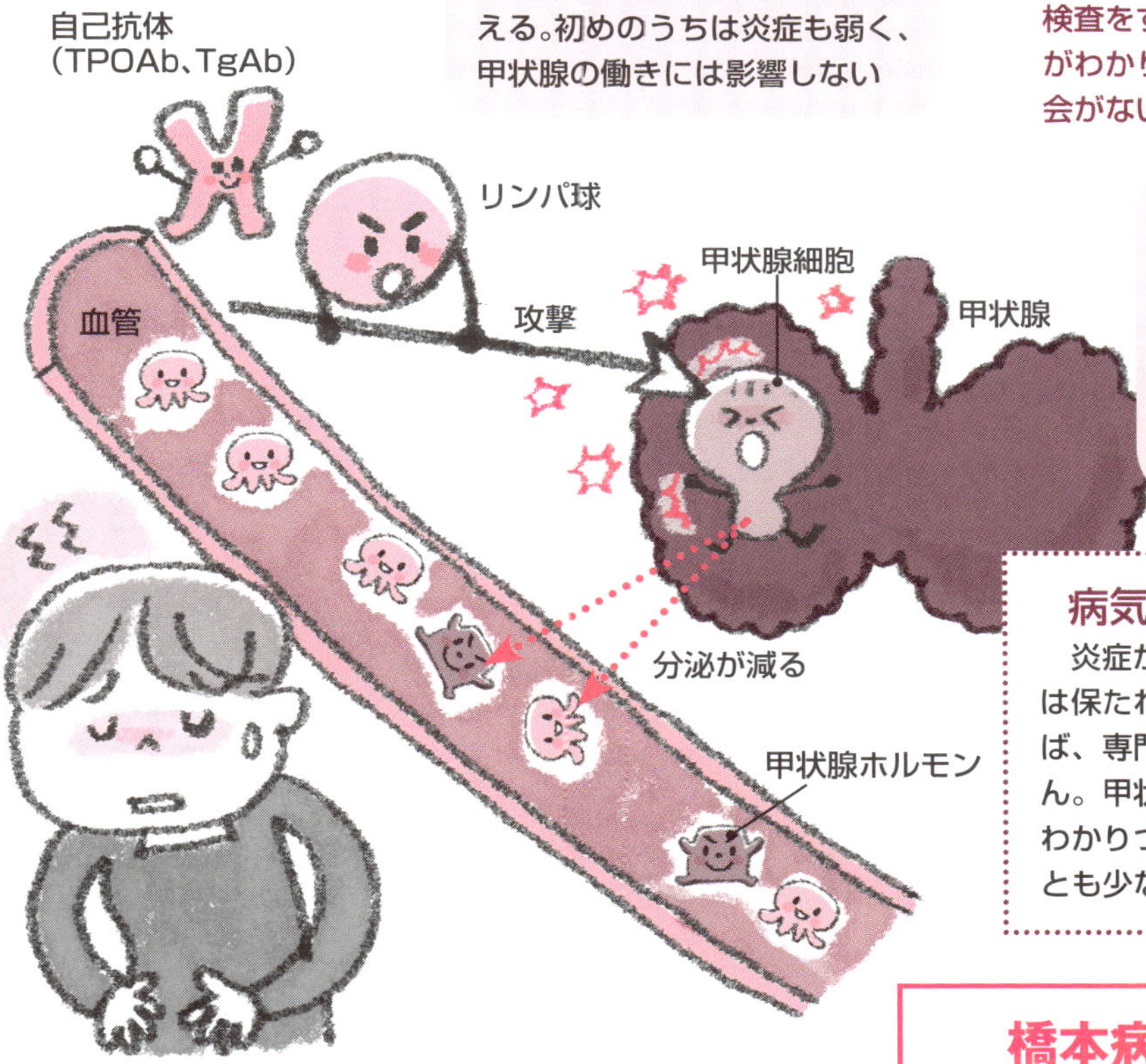

2 甲状腺に腫れが生じる

進行すると炎症が強くなり、甲状腺全体が腫れてくる。腫れが大きければ、首の腫れに気づけることもある

病気に気づかないことも

炎症が起きていても、甲状腺機能は保たれていて首の腫れも小さければ、専門医以外は病気に気づけません。甲状腺機能の低下による症状もわかりづらいので、見すごされることも少なくないのです。

3 ホルモンが不足すると全身に不調が現れる

甲状腺の破壊が進むと、甲状腺ホルモンを十分につくれなくなる。TSHの分泌が増えるが、ホルモンをつくる細胞が減っているため分泌量は増えない。甲状腺ホルモン不足によって、全身に不調が現れる

全体の20%程度

橋本病の診断基準

甲状腺全体が腫れており、血液検査で下記の項目の1つ以上に当てはまれば、橋本病と診断されます。

1 抗甲状腺ペルオキシダーゼ(抗TPO)抗体陽性
2 抗サイログロブリン抗体(TgAb)陽性
3 細胞診でリンパ球浸潤を認める

(日本甲状腺学会、甲状腺疾患ガイドライン2021〈2022年3月改訂〉、慢性甲状腺炎(橋本病)の診断ガイドラインより)

主な症状

首の腫れだけのことも、元気がなくなることも

同じ橋本病でも、患者さんによって症状はいろいろ。甲状腺ホルモンは十分に足りていて、首が少し腫れている程度の状態がずっと続く人もいます。

症状のわかりにくさが橋本病の特徴の一つ

橋本病の症状は、初めのうちは甲状腺の腫れだけ。腫れはあまり大きくなることはなく、大きくなってもしばらくすると元の大きさに戻ることもあります。腫れだけで発病に気づくのはむずかしいでしょう。

炎症による細胞の破壊が進むと、甲状腺がホルモンを合成・分泌する働きは低下していきます。この状態を「甲状腺機能低下症」といいます。こうなるとホルモン不足による症状が現れてきます。

しかし、明らかな機能低下がみられるのは橋本病全体の二割ほどにすぎません。首の腫れだけの場合も多いのです。

橋本病で現れやすい2つの症状

橋本病の症状は、大きく2つに分けられます。まず首の腫れが生じ、進行するにつれ甲状腺ホルモン不足による全身症状が現れてきます。ただし、全身症状がはっきりしない人もいます。

まれに急激に腫れが大きくなることも

痛みを伴う場合は橋本病の急性増悪《ぞうあく》を疑います。ごくまれですが悪性リンパ腫の可能性もあります。早めに受診しましょう（56ページ参照）。

▼急いで受診すべきとき

- ●発熱や首の痛みがある
- ●バセドウ病のような症状（28ページ参照）がある
- ●しこりのような腫れが急に大きくなった

など

1. 首の腫れ

甲状腺に炎症が起きて全体的に腫れるため、首が腫れてきます。通常、痛みはありません。甲状腺の細胞が破壊されて変質していくため、表面がかたく感じられます。

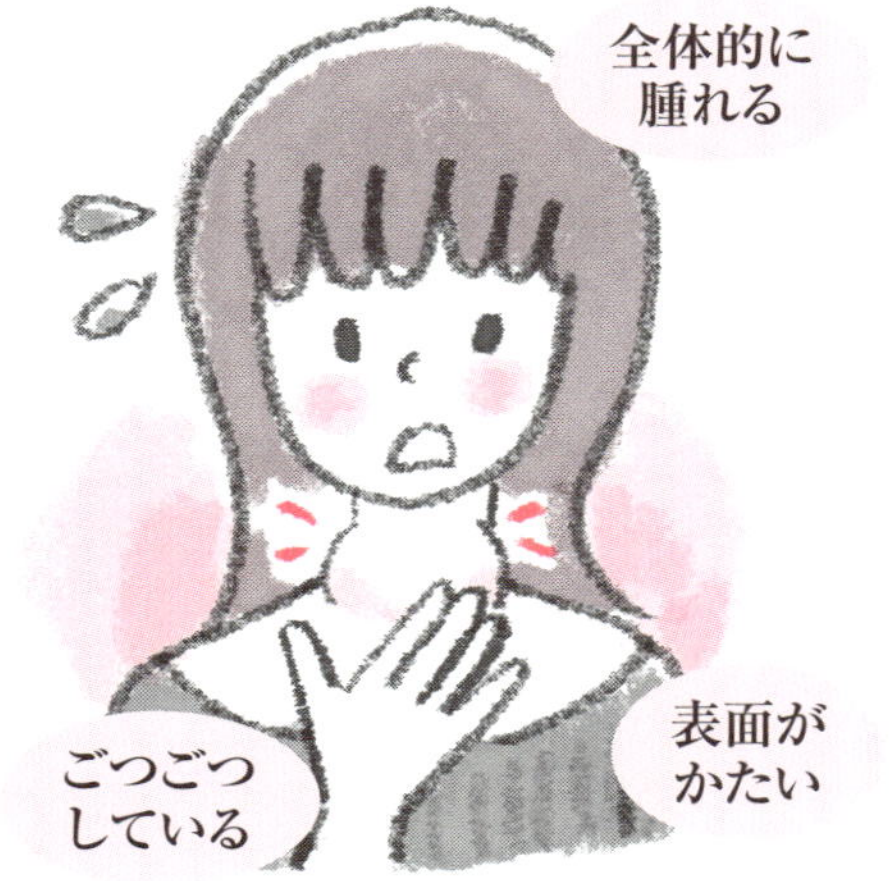

2. 甲状腺ホルモンが不足することによる症状

甲状腺機能が低下し、甲状腺ホルモンが不足すると、さまざまな全身症状が現れます。ただし、個人差もあります。

甲状腺の腫れと全身症状は関連しません。腫れは大きいのに甲状腺機能は正常なこともあれば、逆のこともあります。

むくみ
汗をかきにくくなり、体内に余分な水分がたまりがち。顔がむくむとまぶたが腫れ、眠たそうな顔つきになることも

記憶力低下

食欲がなくなる

声がしわがれる

眠くなる

体重増加

寒がり

疲れやすい

肌がカサカサ

脈が遅くなる

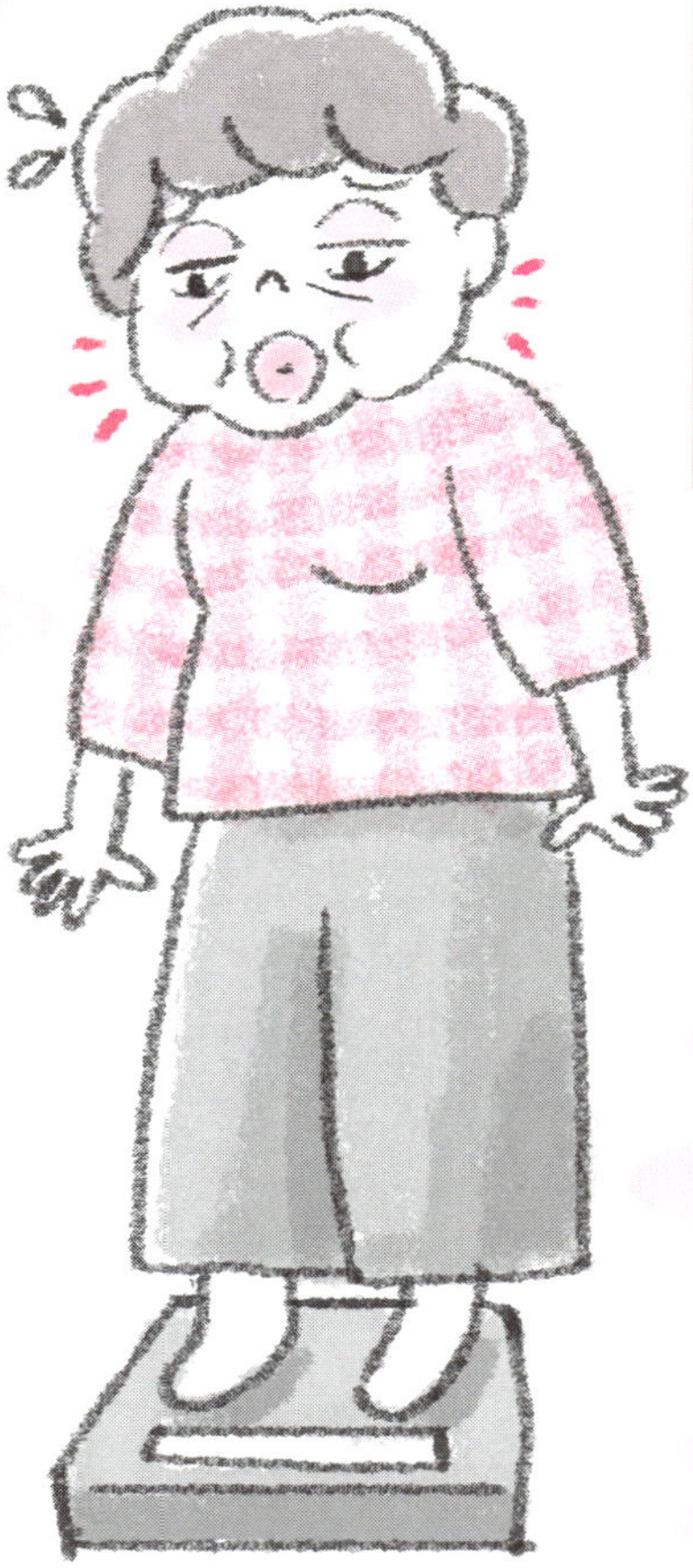

無気力、もの忘れ
脳の細胞の働きにも甲状腺ホルモンが必要。ホルモン不足で脳の活動が鈍くなり、うつ病にまちがわれることもある

筋力低下、肩こり

便秘

血液中のコレステロール値が高くなることも
甲状腺ホルモンが減るとエネルギー代謝が進みにくくなるため、コレステロールなどの脂質が血液中にたまりやすくなる

月経異常
量が多くなる

▼橋本病の主な症状の人数
(伊藤病院初診時、2016年)

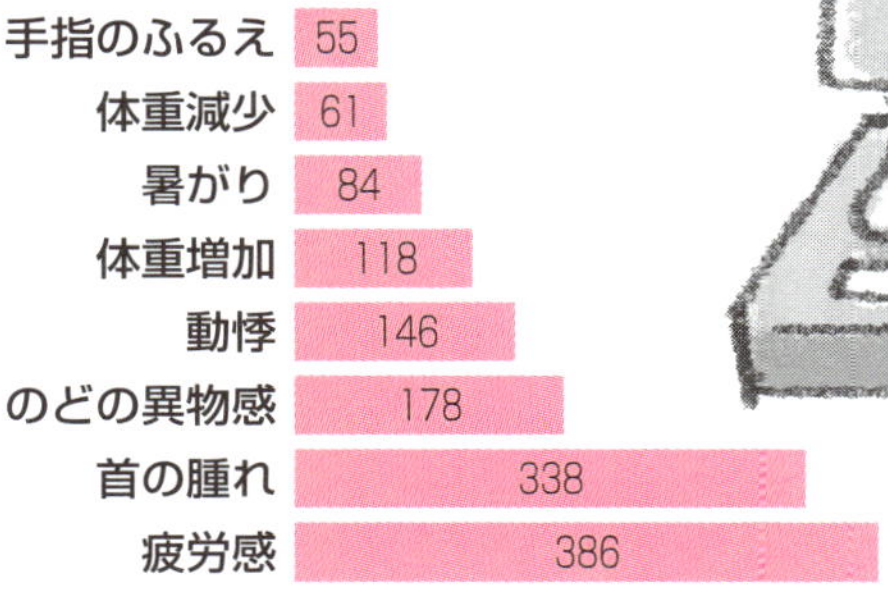

“元気のもと”がなくなるため、一般に疲れやすく、老けた印象になりがち。腫れが小さいと、「疲れのせい」「年齢のせい」などと見すごされてしまうことも

治療

基本は定期的な受診。症状があれば薬を使う

橋本病と診断されても、首の腫れだけなら、よほど大きくないかぎり基本的に治療は不要です。甲状腺機能の低下がみられたら、たとえ症状がつらくなくても治療が必要です。

甲状腺機能の低下を放っておくのは危険

治療が必要かどうかは、基本的には血液検査のホルモン値をみながら決めていきます。甲状腺ホルモンの働きは、全身の細胞や臓器が元気に働くために欠かすことができません。不足した状態が続けば、全身の状態を悪化させることになりかねないからです。

今のところ甲状腺の炎症そのものを止めたり、破壊された組織を元に戻したりする治療法はないため、不足した甲状腺ホルモンを薬で補っていくのが唯一の治療法です。治療を続けているかぎり、橋本病は怖い病気ではありません。

治療が必要なのは一部の人

治療が必要かどうかは、甲状腺機能の状態によります。甲状腺ホルモンが減っていたら治療は必須です。首の腫れは大きさしだいです。

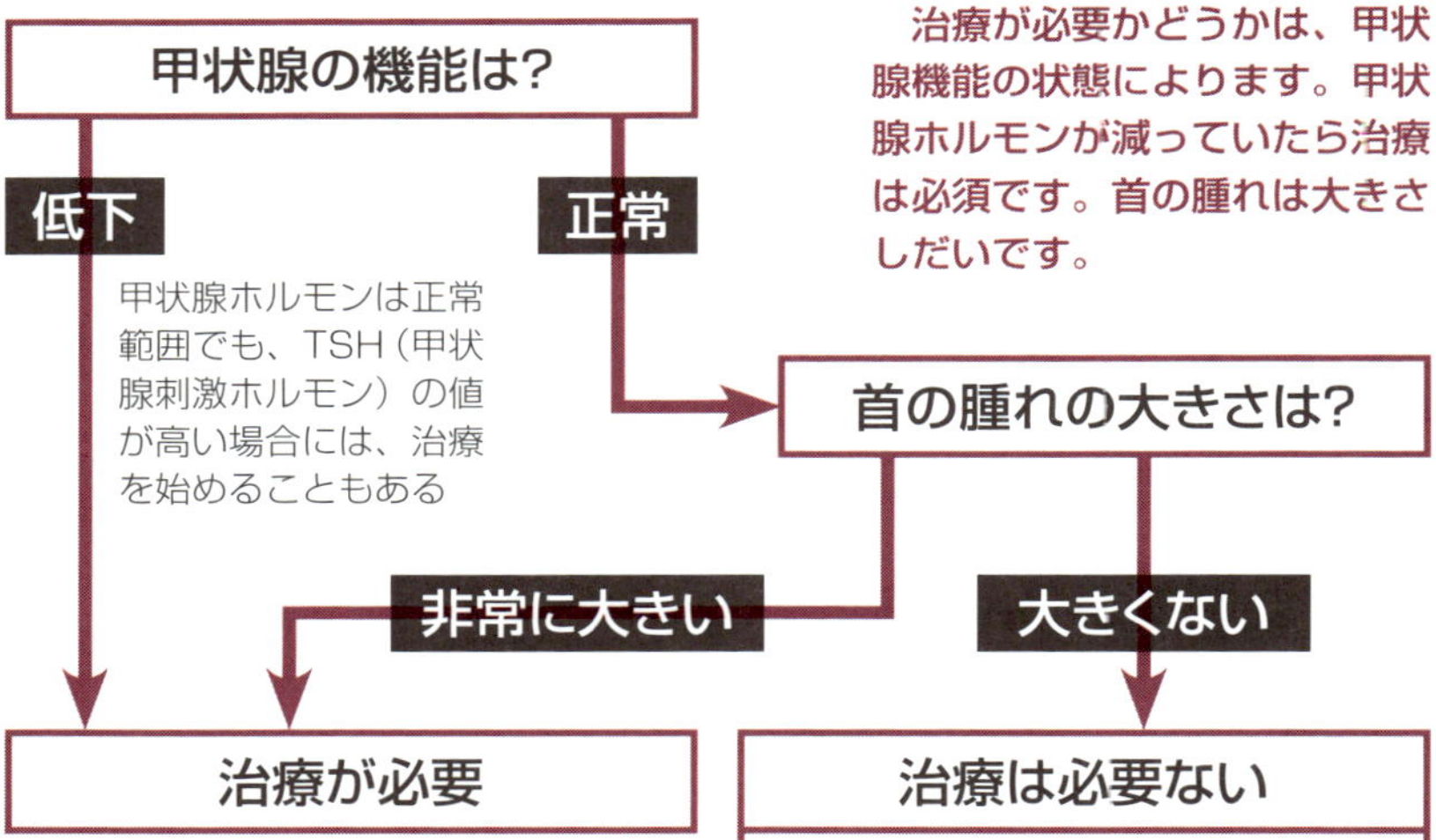

半年～1年に1回検査を受けよう

治療不要とはいえ甲状腺で炎症がくすぶっている状態なので、いずれ甲状腺機能が低下する可能性もあります。定期的に検査を受け、様子をみていくことが必要です。

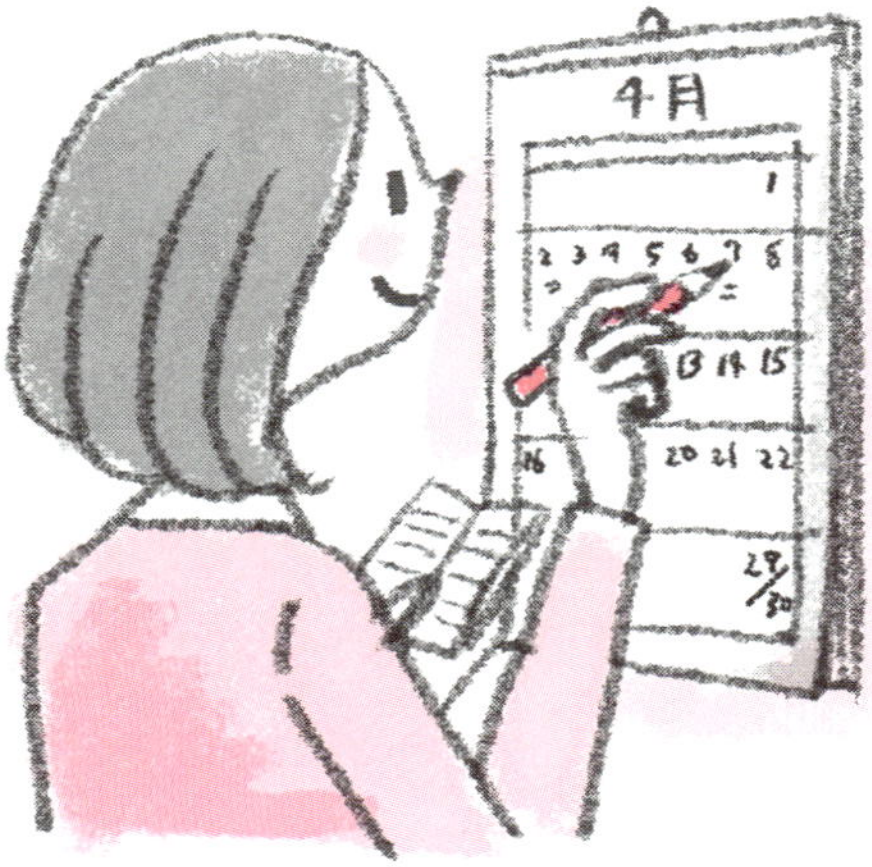

受診間隔が長いので、次の受診日を忘れがち。カレンダーや手帳にきちんと書いておこう

甲状腺ホルモンの不足を薬で補う

治療が必要な場合には、甲状腺ホルモン薬が用いられます。これは、体内でつくられる甲状腺ホルモンと同じ成分を、人工的に合成したもの。安全に長く使えます。1日1回服用します。

どんな薬？

甲状腺ホルモンのT4を補う

主に、T4（13ページ参照）を補う「チラーヂンS®」レボチロキシンナトリウム錠「サンド」が使われます。T4は体内で長く働き、必要があれば肝臓でT3に変わります。T3を補う「チロナミン®」もありますが、使うのは一時的です（75ページ参照）。

使い方は？

少量から始め少しずつ増やす

甲状腺ホルモン不足の程度は、人によって違います。急にホルモンを増やすと体に負担がかかります。症状の変化と、TSHや甲状腺ホルモンの値を確認しながら少しずつ増やし、主治医が適切な量を決めます。

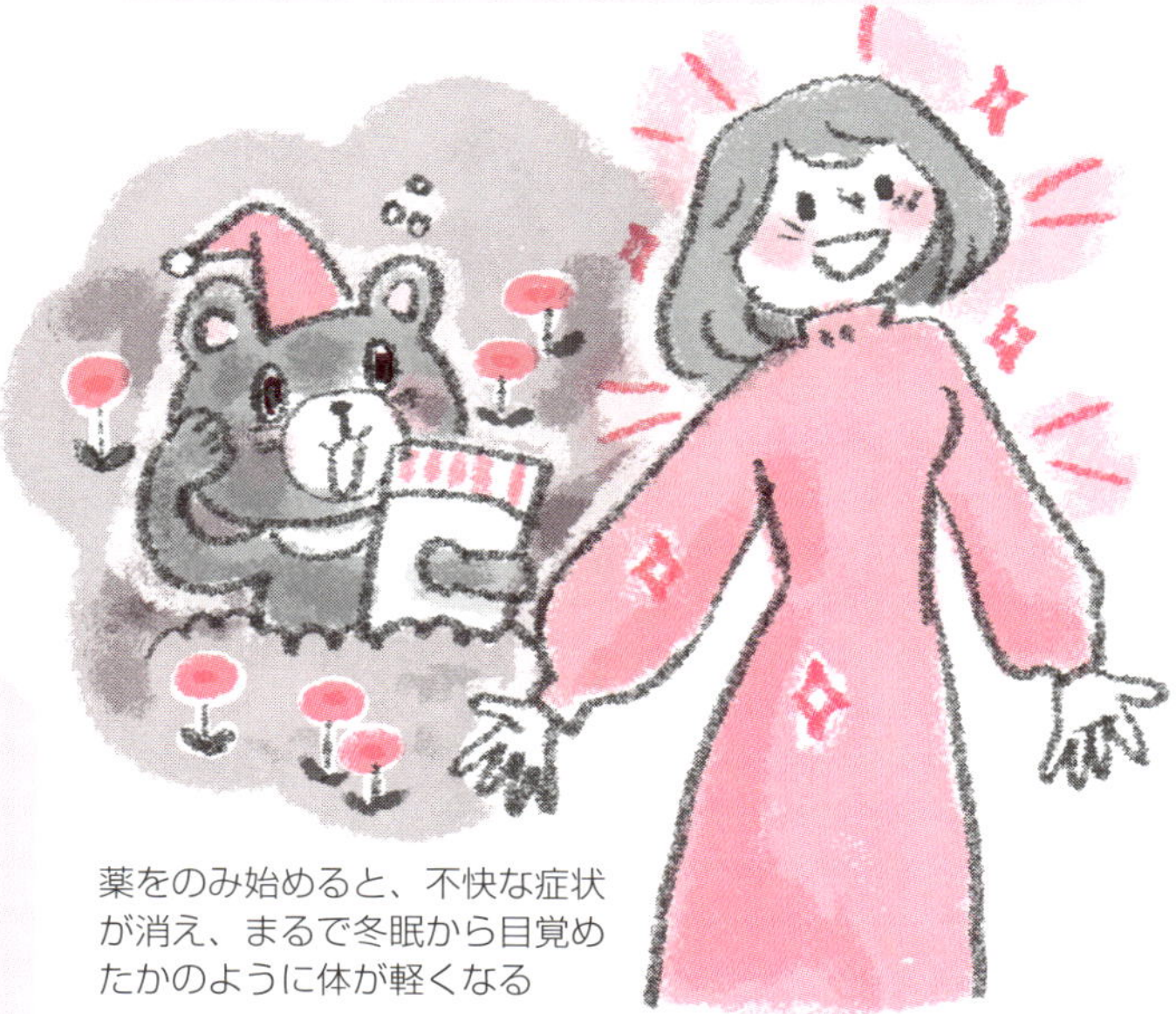

薬をのみ始めると、不快な症状が消え、まるで冬眠から目覚めたかのように体が軽くなる

副作用は？

ほとんどない

もともと体内でつくられているホルモンと同じものなので、適量なら副作用はほとんどありません。服薬後、バセドウ病の症状が出てきたら、量が多すぎる可能性があります。主治医に量を見直してもらいましょう。

いつまでのむ？

症状が治まっても服薬は続ける

甲状腺ホルモンの不足が解消されれば、不快な症状は軽くなります。症状が完全になくなっても自己判断で服薬をやめないこと。甲状腺の機能が回復したわけではないので、基本的にはずっと服薬を続けます。

首の腫れも小さくなる

腫れに直接作用する薬はありませんが、甲状腺ホルモンの不足を補うことで腫れが小さくなることはあります。全身症状がなくても、首の腫れが大きいようなら服薬することもあります。

日常生活に差し支えるほどの大きさなら手術も検討されますが、そこまで大きくなることはまれです。

注意が必要な橋本病

バセドウ病のような症状や腫れの増大に要注意

橋本病では、突然バセドウ病のような症状が現れたり、腫れが急に大きくなったりすることがあります。まれですが、悪性リンパ腫が発生することもあるので注意が必要です。

違う病気にみえても橋本病の一種

一見、橋本病とは思えないような症状があっても、橋本病と関連していることがあります。

ベースは橋本病

橋本病に特有の自己抗体がみられるだけで、これといった症状がないこともある

バセドウ病に似た症状が現れる

無痛性甲状腺炎

甲状腺の細胞が壊れ、蓄えられていた甲状腺ホルモンが一気に血液中にもれ出すと、バセドウ病のような症状が現れます。一時的なもので、数ヵ月で自然に治まります。特に出産後数ヵ月は免疫の働きが乱れやすく、無痛性甲状腺炎が起こりやすい時期です。

くり返すことがある

発熱や痛みが出てくる

急性増悪

炎症が急激に悪化し、甲状腺が大きく腫れて痛んだり、熱が出たり、蓄えられていた甲状腺ホルモンがもれ出してバセドウ病のような症状が現れたりすることがあります。消炎鎮痛薬などで治療しますが、腫れや痛みが治まったあと、機能低下が進むこともあります。

くり返すことがある

進行すると起きることがある

首は腫れずに機能低下だけが起きる

特《とく》発《はつ》性《せい》粘《ねん》液《えき》水《すい》腫《しゅ》

甲状腺の破壊が進むと、機能低下の程度は重くなりますが、甲状腺が全体灼に萎縮して小さくなるため、首の腫れはみられません。甲状腺ホルモン薬の服薬が必要です。

症状

甲状腺が急に大きくなったら要注意

初期には甲状腺の腫れ方が橋本病と似ていて区別がつきませんが、急にかたく大きくなります。甲状腺全体が大きくなり、首を強く圧迫します。

息苦しさ

声のかすれ

飲み込みづらさ

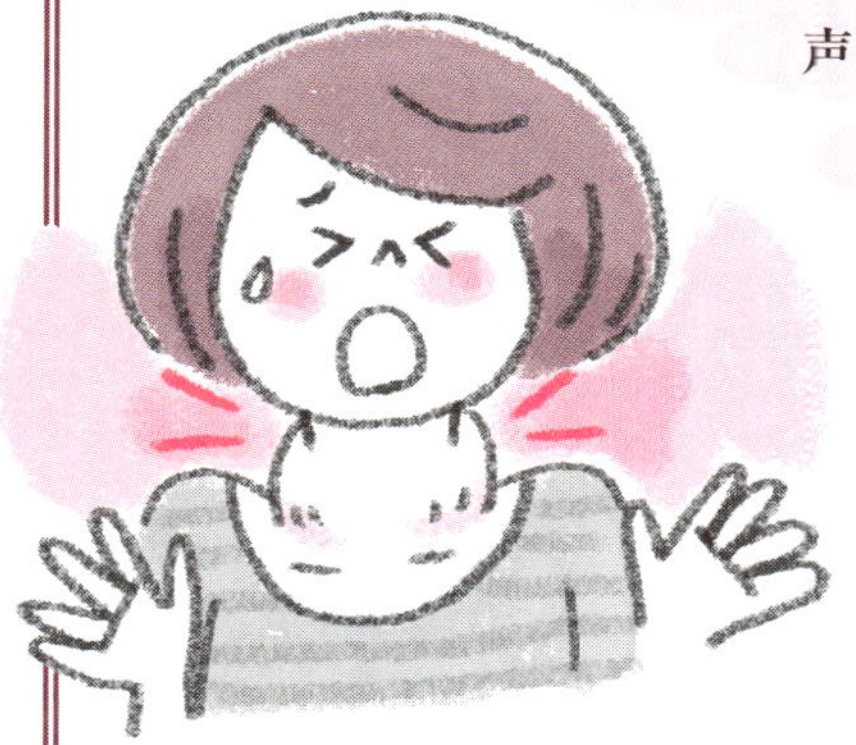

進行すると……

腫れが大きくなり、声や呼吸にも支障をきたすようになる

治療

放射線療法と化学療法がよく効く

悪性リンパ腫が大きくなっていても、治療をすれば劇的に小さくなります（76ページ参照）。悪性といっても、比較的治りやすい病気です。

まれに悪性リンパ腫が発生することも

悪性リンパ腫は白血球の一種であるリンパ球ががん化し、腫瘍ができる病気。本来は、リンパ節などリンパ組織に発生します。しかし、まれに甲状腺にできることもあり、その多くは橋本病の患者さんです。

検査

- **血液検査**
- **画像検査**（超音波検査、CT検査など）
- **細胞診**（63ページ参照）

診断を確定するには、リンパ球の状態を顕微鏡で確認することが必要です。９割近くは細胞診で診断可能ですが、はっきりしなければ組織の一部を切り取る生検をおこないます。

ほかの病気の背後に橋本病が潜んでいることも

橋本病の患者さんに、甲状腺ホルモンの不足による症状とは、まったく別の症状が現れることもあります。橋本病と診断されていても特に治療を受けていない場合、別の病気かとびっくりするかもしれません。どれもベースには甲状腺の慢性的な炎症があり、橋本病の経過のなかでは十分に起こりうる症状です。

悪性リンパ腫は甲状腺にできるがんのひとつですが、ごくまれなもの。定期的に検診を受けていれば、あまり心配することはありません。ただし、気になる症状があれば放っておかず原因を確かめておくことが大切です。

ほかの甲状腺機能低下症

脳の病気や生まれつきの障害によることも

甲状腺ホルモンの分泌が減少する甲状腺機能低下症は、橋本病以外の病気でも生じることがあります。いずれにせよ、甲状腺ホルモン薬で不足分を補っていくのが基本です。

原因は脳か甲状腺にある

甲状腺ホルモンの不足は、甲状腺を刺激してホルモンの合成・分泌を促す脳の下垂体の働きに問題がある場合と、甲状腺そのものに原因がある場合に分けられます。

脳に原因がある

シーハン症候群

分娩時の大出血が原因で、下垂体が血流不足に陥って壊死《えし》する

腫瘍（下垂体腫瘍など）

腫瘍に圧迫されて下垂体の機能が低下する

失われた下垂体の機能は回復がむずかしいことも多い。不足したホルモンの補充が必要

甲状腺に原因がある

甲状腺の病気の治療によるもの

手術やアイソトープ療法のあとに起こる

クレチン症

生まれつき甲状腺の形状や働きに問題がある

甲状腺機能の回復はできないが、甲状腺ホルモンの補充が可能

検査で原因がわかり薬で対処できる

甲状腺機能低下症をまねく最大の原因は橋本病ですが、バセドウ病や甲状腺がんなどの治療後に、甲状腺ホルモンの分泌が止まったり、減少したりすることもあります。甲状腺に問題はなくても、甲状腺の働きをコントロールしている脳の下垂体に問題が生じていることもあります。

何が原因かは、血液検査や画像検査で確認できます。いずれにしろ、不足した甲状腺ホルモンを補う治療が必要です。

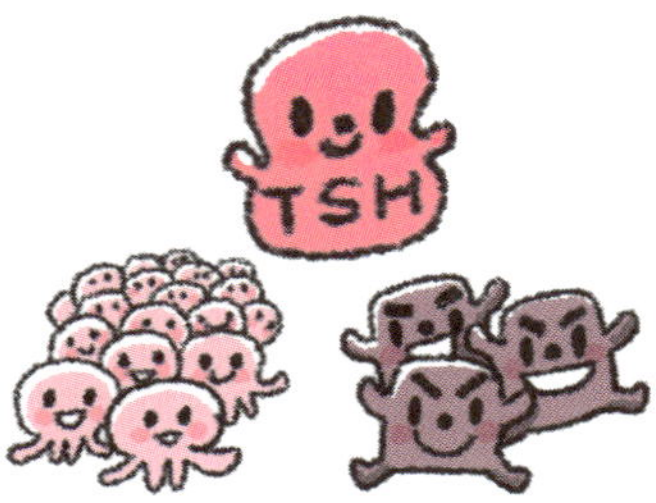

脳に原因がある場合には、甲状腺ホルモンだけでなく、甲状腺刺激ホルモン（TSH）の分泌量も激減するため、血液検査でおおよその判断はつけられる

第4章

しこりができる――腫瘍が見つかったら

首に、かたいかたまり＝しこりがあるときは、甲状腺の腫瘍が疑われます。
腫瘍と聞いても、あわてないでください。
まずは検査を受けましょう。
たとえ悪性でもおとなしい性質のものが多く、
手術だけで治るほど治癒率がとても高いのが特徴です。

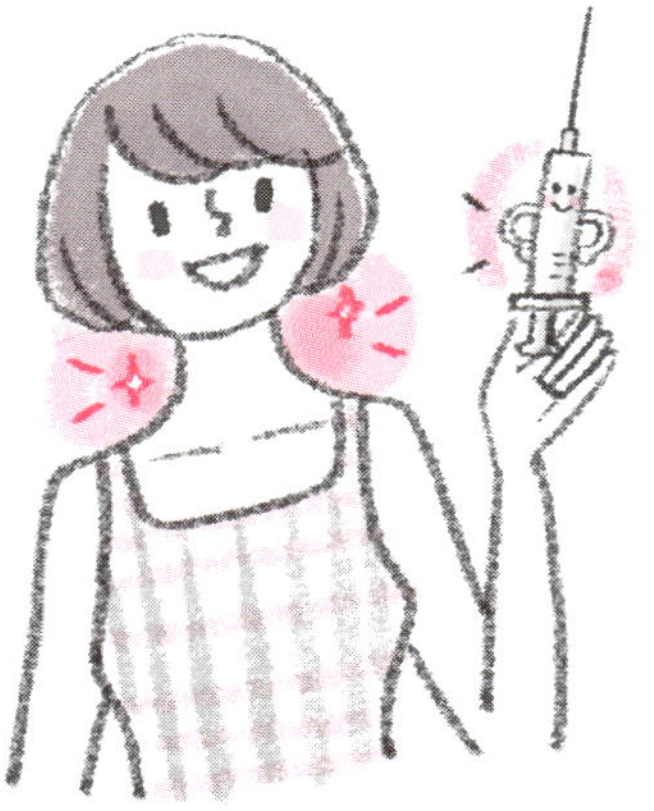

甲状腺腫瘍とは

しこりができる病気で良性と悪性がある

自分で首元のしこりに気づいたり、検診などで「甲状腺にしこりがある」と指摘されたりすることがあります。しこりは必ず甲状腺の専門医の診断を受け、良性のものかどうか確かめておきましょう。

腫瘍はしこりとなって現れる

腫瘍は、細胞が異常に増えてかたまりとなったもの。甲状腺の腫瘍は、ある程度の大きさになると、触ったときにしこりとして感じられるようになります。

甲状腺の一部がかたく大きくなるのが「しこり」

甲状腺にできるしこりは「結節性甲状腺腫」といわれます。甲状腺の腫瘍は結節性甲状腺腫に含まれます。亜急性甲状腺炎（46 ページ参照）などで、しこりができることもあります。

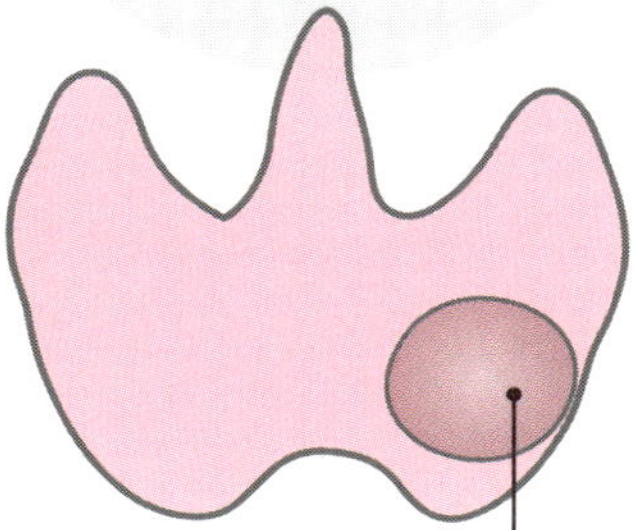

甲状腺にぐりぐりとした、かたいしこりができる。ほとんどの場合、しこり以外の症状はない

「腫れ」と「しこり」は別物

バセドウ病や橋本病でみられる甲状腺の腫れは、甲状腺がその形を保ったまま大きくなるもので、「びまん性甲状腺腫」と呼ばれます。腫れた甲状腺の一部にしこりができることもあります。

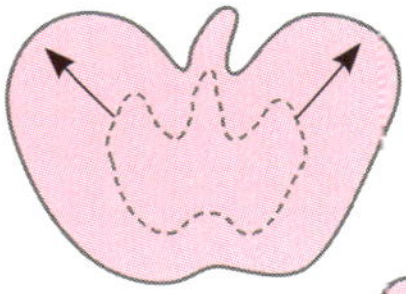

◀バセドウ病の例

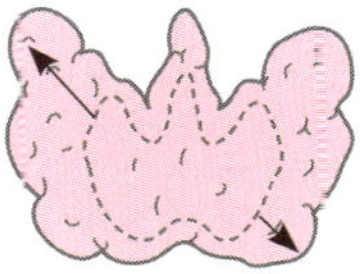

▶橋本病の例

命の危険はないものがほとんど

検診で受けた超音波検査や、ほかの病気の治療のために受けた画像検査などで、まったく自覚のなかった甲状腺のしこりが見つかり、不安に思っている人もいるでしょう。

甲状腺にできる腫瘍の大半は良性の腫瘍で、甲状腺機能が損なわれることもまれです。とはいえ、悪性である可能性がまったくないとはいいきれません。悪性腫瘍なら治療が必要です。

甲状腺にできる悪性腫瘍は、治りやすいものが多いのが特徴の一つです。むやみに心配せず、まずは良性か悪性かをきちんと調べておきましょう。

しこり（結節性甲状腺腫）

悪性　約10%

周囲の組織を破壊しながら増殖したり（浸潤）、離れたところに転移したりする性質をもつもの。大半は甲状腺の組織が変化し、がん化した甲状腺がん（68ページ参照）

- **悪性リンパ腫**
  （57ページ参照）
- **甲状腺がん**
  - 乳頭《にゅうとう》がん
  - 濾胞がん
  - 髄様《ずいよう》がん
  - 低分化がん
  - 未分化がん

良性　約90%

細胞が異常に増殖しているが、がん細胞のような変化はみられないもの。大きくなっても浸潤《しんじゅん》したり、転移したりするおそれはない（64ページ参照）

- **良性腫瘍**
  - 濾胞腺腫《ろほうせんしゅ》（しこりが１つ）
- **腫瘍様病変（過形成）**
  - 腺腫様結節《せんしゅようけっせつ》（しこりが１つ）
  - 腺腫様甲状腺腫《せんしゅようこうじょうせんしゅ》（しこりが２つ以上）
  - のう胞（中が液体）

良性か悪性かを知ることが重要

甲状腺にしこりがあるとわかったら、しこりの性質を確かめておくことが必要です。しこりをつくっている細胞が、正常な細胞とは異なるものかどうかが判別のポイントです。

しこり以外には症状がないので、性質によっては治療をせずに様子をみることもある

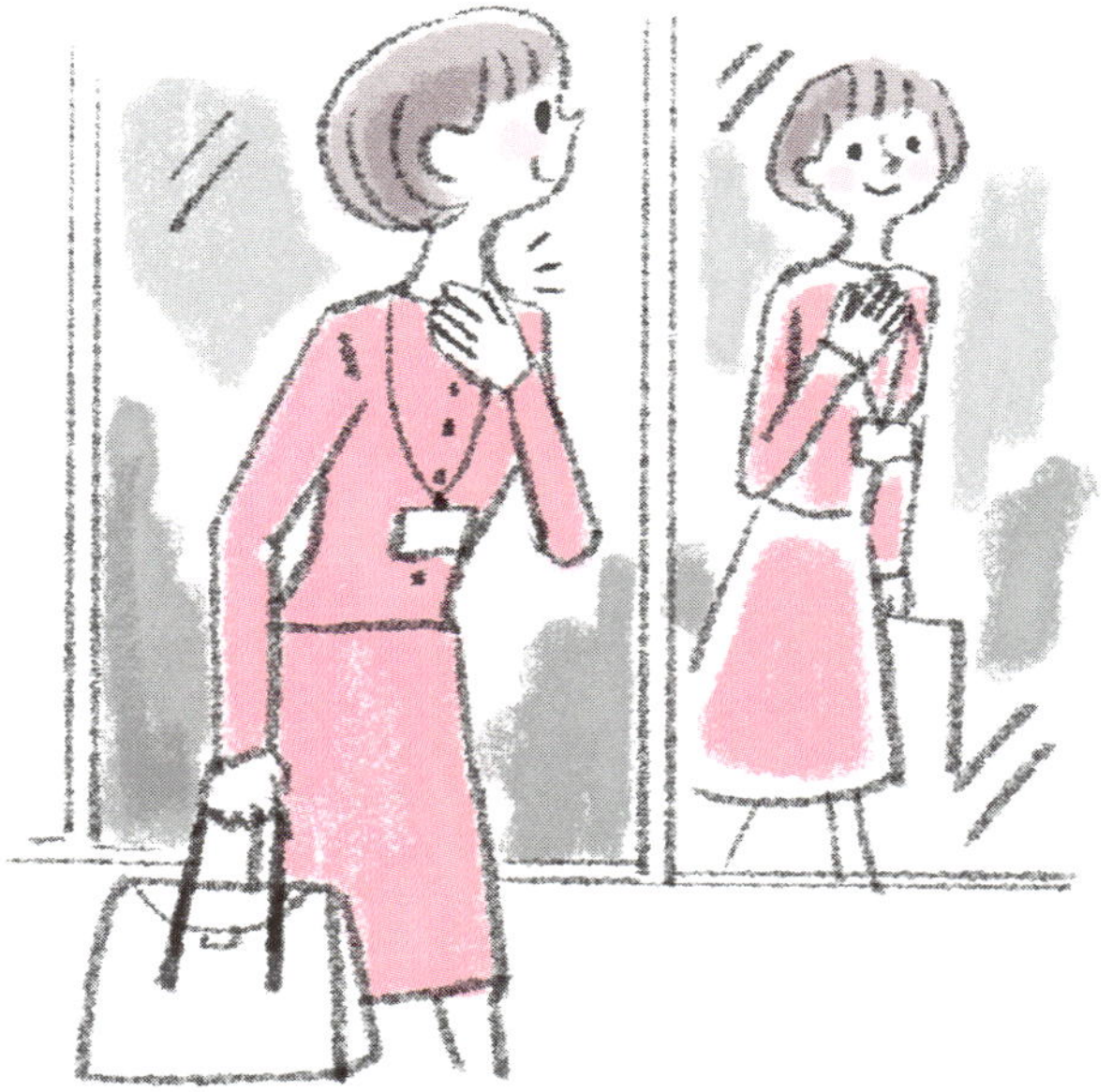

しこりができる原因は不明

遺伝的な体質のほか、環境的な要因、加齢などが影響していると考えられていますが、現在もはっきりしたことはわかっていません。

▼考えられる主な原因

- 遺伝的な体質
- 放射線
- 加齢

など

腫瘍の検査

注射器でしこりの一部をとって調べる

甲状腺にしこりが見つかったとき、いちばん大切なのは悪性のものを見逃さないことです。甲状腺の専門医（一六ページ参照）にかかり、正しい診断を受けましょう。

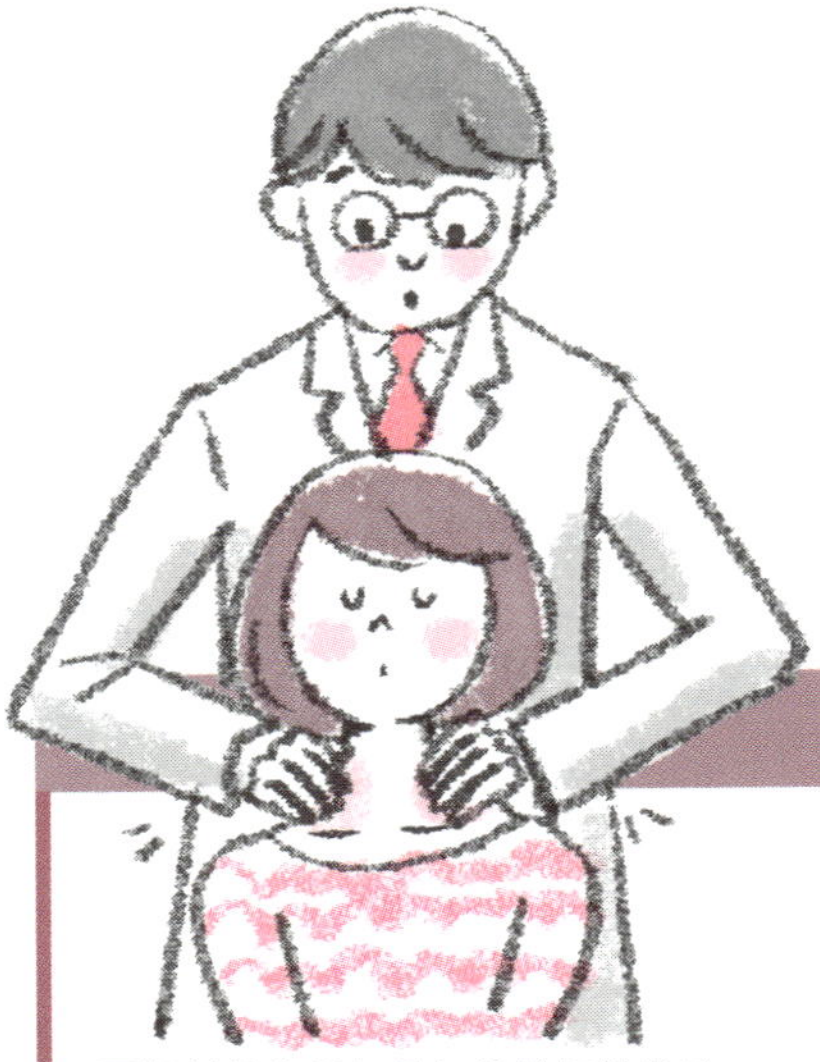

医師が前やうしろから首に触れる
（17 ページ参照）

痛みの少ない検査でほとんどがわかる

触診と超音波検査で、良性か悪性かはおおよその判断がつきます。悪性の疑いがあれば、しこりの一部をとって、実際に細胞の様子を顕微鏡で確かめる細胞診がおこなわれます。

触診

ある程度の大きさのしこりなら、専門医が触診すれば良性のものと悪性のものとの違いはわかることが多いのですが、なかには判別しにくいものもあります。

良性の場合

- 表面がつるつる、やわらかい
- 指で押すと動く　など

悪性の場合

- 表面がでこぼこ、かたい
- 指で押しても動かない　など

超音波検査

2mm 程度の小さなしこりも発見可能です。しこりの個数や形状、内部の様子までかなり正確に確認できるため、細胞診が必要かどうかの判断にも役立ちます。

▼良性腫瘍の超音波画像。形が整っていて境目がわかりやすい

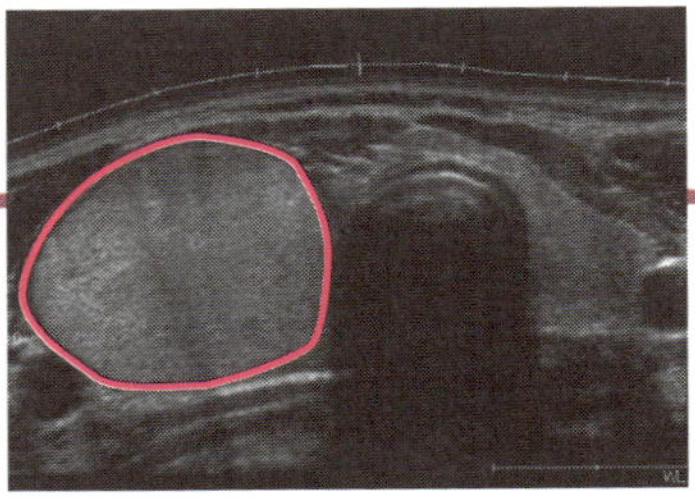

良性の場合

- 形が整っていて周囲との境目がはっきりわかる　など

悪性の場合

- 形がでこぼこで、周囲との境目がわかりづらい
- 中に沈着物がある　など

細胞診

しこりに細い針を刺し、採取した細胞を病理医が顕微鏡で観察し、良性か悪性かを判断する検査です。ごく小さながんでもほぼ確実に診断できます。ただし、まれに良性か悪性かを判別しにくいこともあります（65ページ参照）。

細胞診を受ける人

- ●悪性が疑われる人
- ●良性だが、しこりが大きい人
- ●超音波検査ではっきり診断できない人　など

▼細胞診の様子。現在は超音波を使いながら採取することが多い

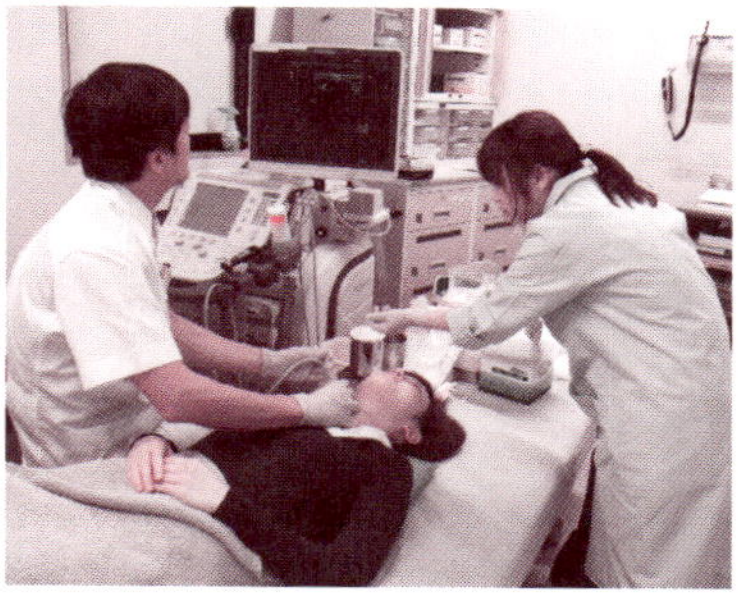

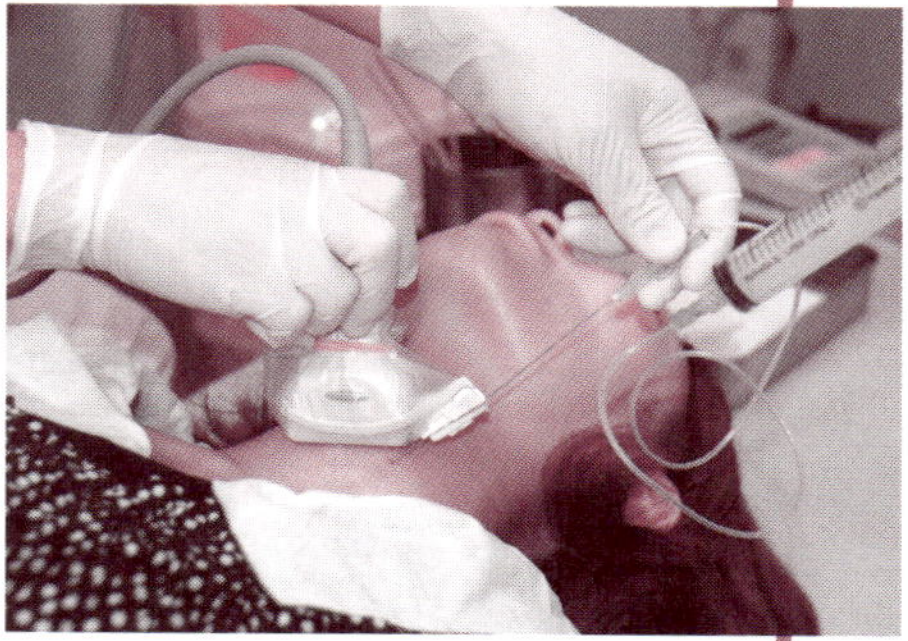

▲超音波でしこりの位置を確かめながら針を刺す。注射器でしこりの一部を採取する

方法

使用する針はごく細いものなので、痛みはほとんどない。麻酔をしなくても外来で安全に受けられる。しこりの大きさや位置によっては、超音波画像で位置を確かめながら針を刺す

↓

顕微鏡で細胞を調べる

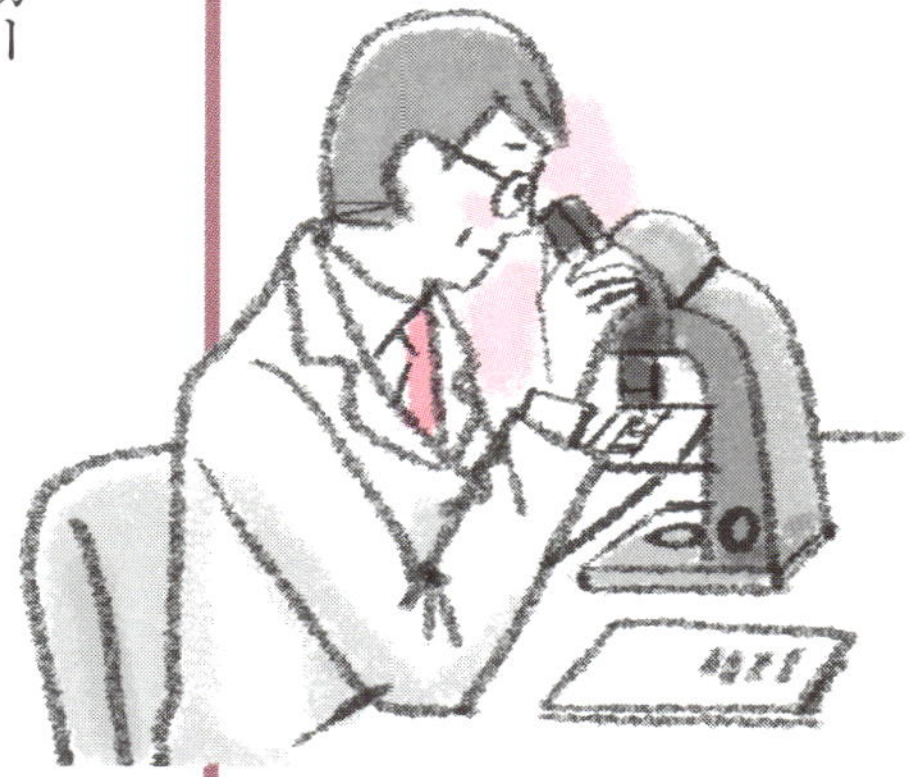

細胞の形から、良性、悪性疑い、悪性などに判定される

目的に合わせて受ける検査が選ばれる

良性か悪性か、腫瘍の性質を知るために必要な検査は、触診と超音波検査、そして必要に応じておこなわれる細胞診です。

血液検査でわかる腫瘍マーカー（七三ページ参照）は、甲状腺がんの手術後、再発をチェックするために用いられることはありますが、ほかの原因で増えることも多く、発見の目安にはなりません。

CT検査やMRI検査は、がんと診断がついたあと、がんの広がりや転移の有無を調べるためには有用ですが、やはり腫瘍の性質を知るには不向きです。

良性腫瘍とは

がんに変わるおそれや命の心配はない

甲状腺にできる腫瘍のおよそ九割は良性で、周囲の組織を破壊したり、離れたところに転移したりするおそれはありません。良性であることが確実なら、基本的には治療不要です。

症状はしこりだけ

良性腫瘍はしこりがあるだけで、それ以上の悪さはしません。ただし、悪性の腫瘍がまぎれていることや、細胞診でも良性か悪性か判断しにくいこともあるため、定期的に受診して経過をみる必要があります（66ページ参照）。

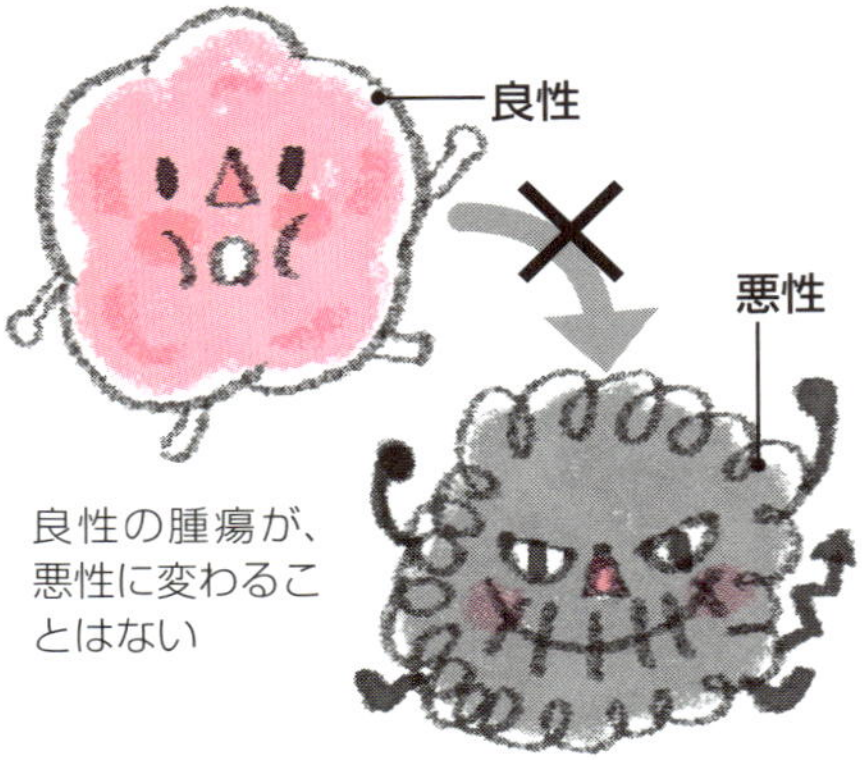

良性の腫瘍が、悪性に変わることはない

どんなに大きくてもほかの症状は現れにくい

良性腫瘍のなかには大きくなるものもありますが、息苦しさやのみ込みにくさが現れることはまれです。

しこりがあるほかは悪さをしない

甲状腺に良性の腫瘍ができても、良性であることが確実ならば、たんに「しこりがある」というだけです。痛むことはなく、気道や食道を圧迫するほど大きくなることもめったにありません。この先、良性の腫瘍が悪性の腫瘍に変わる心配もないため、大きくなければ治療する必要はありません。

良性腫瘍は、しこりの性質から左ページに示すように三つに大別されます。医学上の厳密な定義では、「腫瘍」に当てはまるのは濾胞腺腫だけですが、一般的には、すべてあわせて良性腫瘍と呼ばれています。

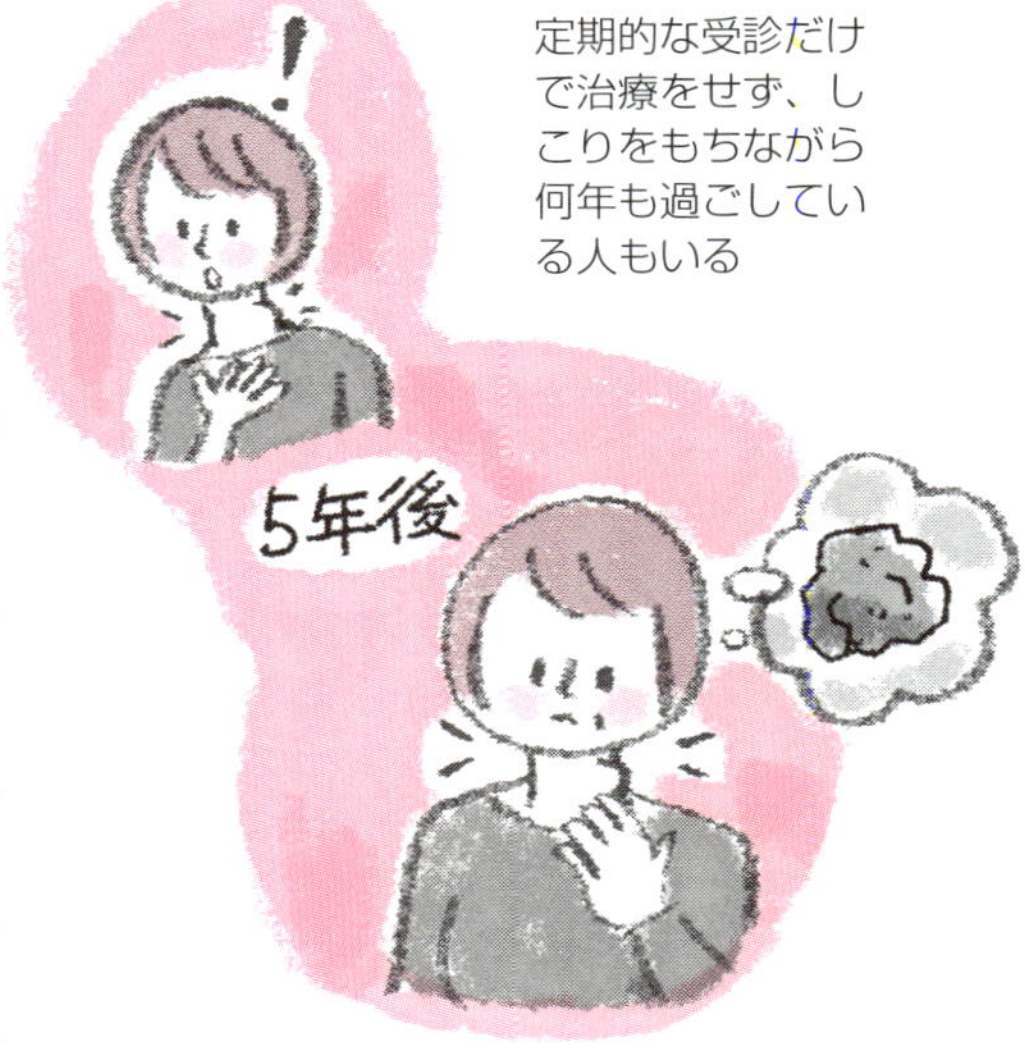

定期的な受診だけで治療をせず、しこりをもちながら何年も過ごしている人もいる

良性腫瘍のタイプは3つ

特に多いのは、腺腫様結節や腺腫様甲状腺腫です。濾胞腺腫と腺腫様結節は見分けにくいこともあります。

濾胞腺腫

甲状腺には合成したホルモンをためておく袋状の構造物がたくさんあり、これを「濾胞」といいます。濾胞をつくる細胞が異常に増殖したものが濾胞腺腫です。

細胞診でも濾胞がん（68ページ参照）と区別しにくいこともあります。

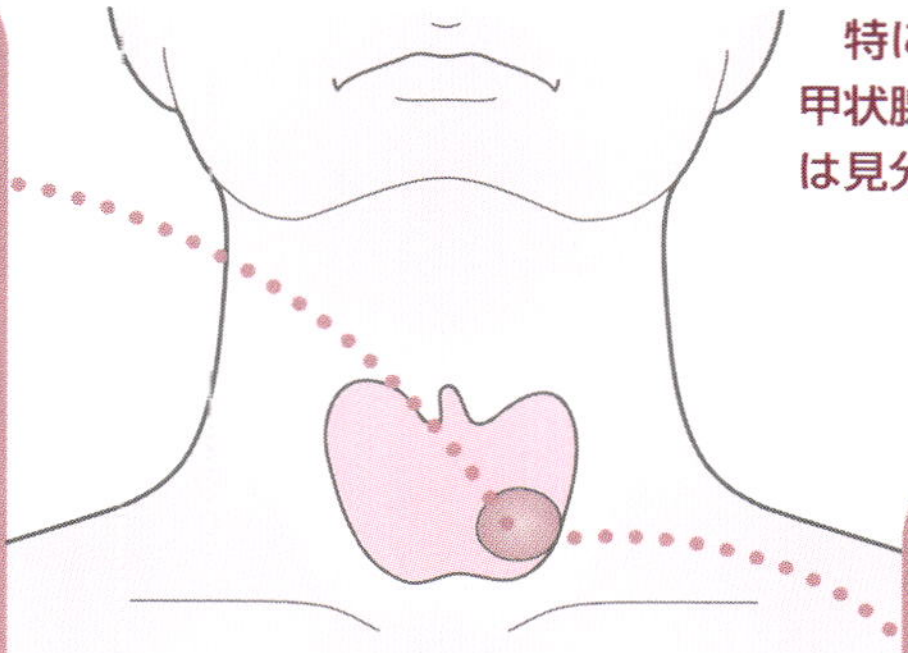

ホルモンを分泌する腫瘍もある

ごくまれに腫瘍が勝手に甲状腺ホルモンをつくりだすこともあります（プランマー病、47ページ参照）。

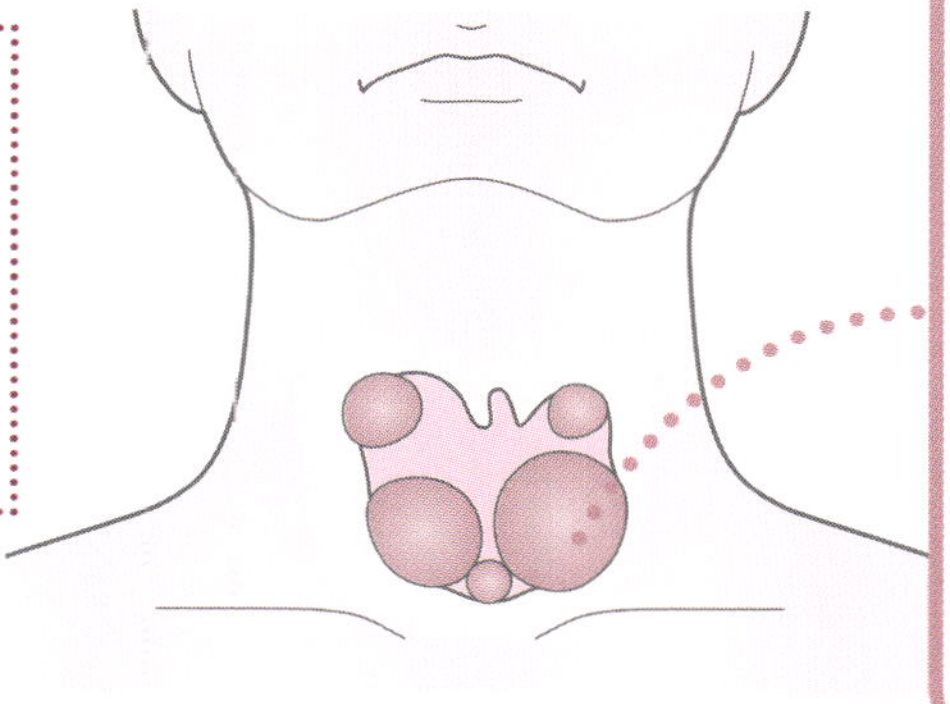

腺腫様結節／腺腫様甲状腺腫

正常な組織の構造を保ったまま細胞分裂が進みすぎて細胞の数が増えてしまい、かたいしこりとなっていくもの。厳密には腫瘍ではなく、過形成というしこりです。

しこりが１つなら腺腫様結節、２つ以上なら腺腫様甲状腺腫といいます。しこりがたくさんできると、甲状腺全体が腫れたように感じられることもあります。

濾胞腺腫に比べ、腺腫様結節と腺腫様甲状腺腫は大きくなりやすい。大きくなりすぎて鎖骨の下にまで広がることも（縦隔内甲状腺腫）

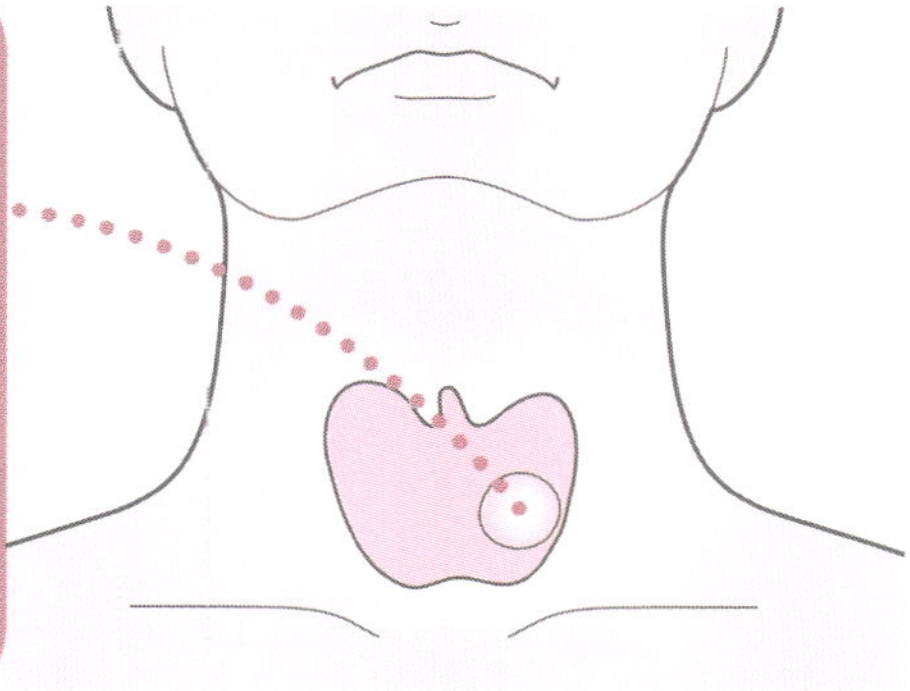

のう胞

内部が液状のしこり。腺腫様甲状腺腫やその一部が変性したり、壊死したりして液体がたまることが多いとされています。

10年くらいたつと、８割は自然に小さくなるか、消えていきます。

良性腫瘍の治療

経過観察でよいが負担の少ない治療法もある

良性とわかれば基本的に治療の必要はありません。気になる症状があれば、症状をやわらげるための治療は可能です。定期検診を受け、変化を見守りましょう。

半年に一回受診して検査を受けよう

良性と診断されれば、ひとまずは安心です。しこりが小さければ、そのままにしておいても問題ありません。ただ「絶対に悪性ではない」とは断言しにくいこともあります。半年に一回程度は受診し、専門医の検査を受けておくのが安心です。

タイプや大きさによっては治療することもある

腫瘍が大きくなり、気になる症状が現れるようになったり、悪性の疑いが否定できなかったりする場合には、治療をしたほうがよいでしょう。

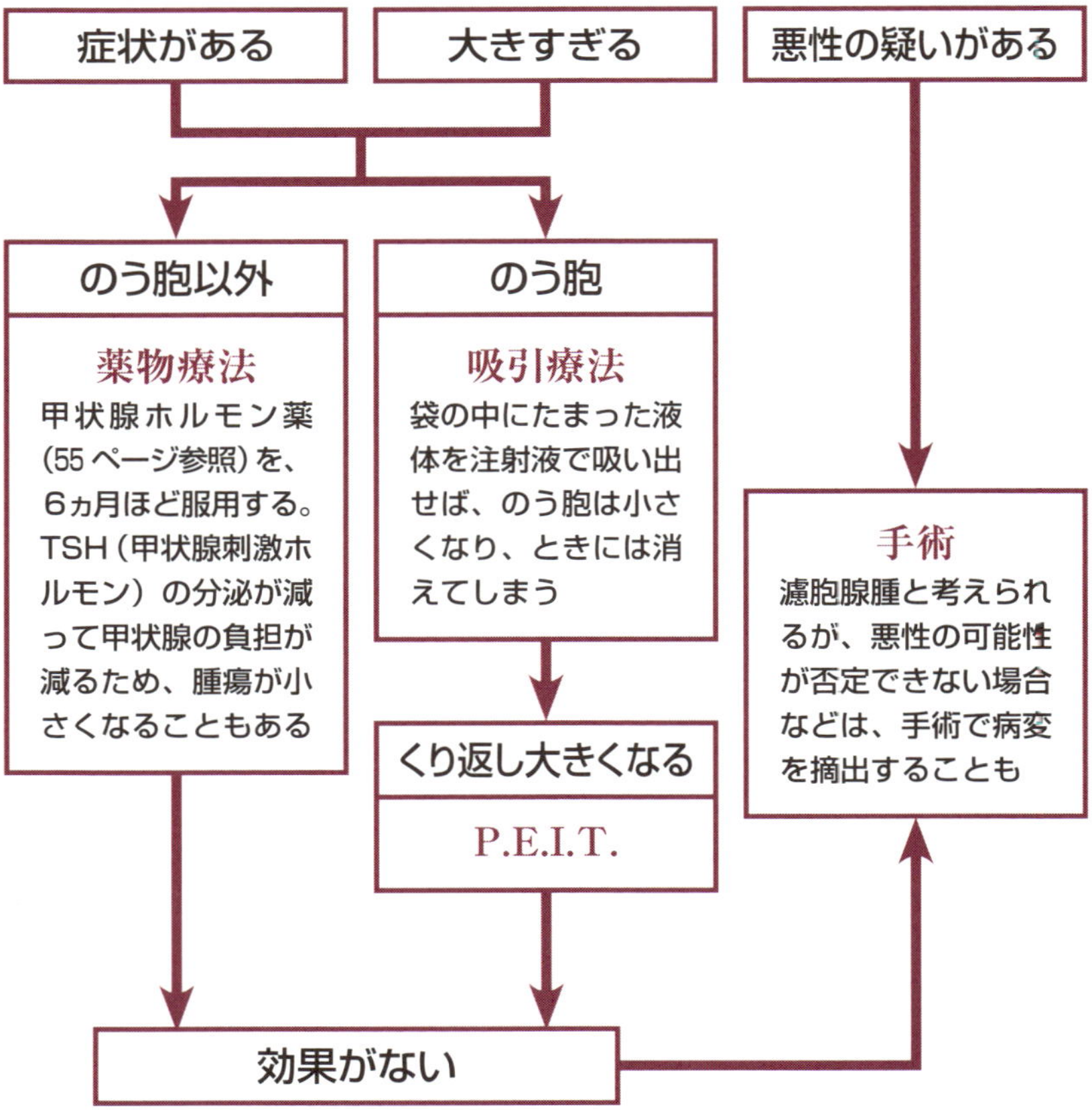

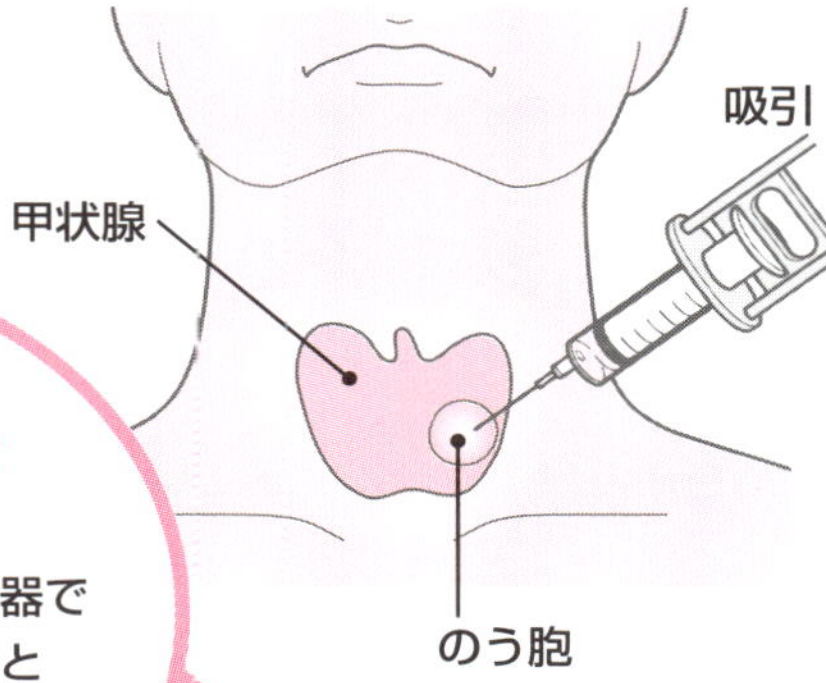

1.注射器でのう胞の中身を吸い出す

通常、麻酔はしない。注射器で吸い出すまでは吸引療法と同じだが、吸い出すだけでは、また液体がたまってしこりをつくることがある

2.のう胞内にエタノールを注入する

エタノールの作用で患部の細胞が固められ、液体がたまりにくくなる。周囲の小さな血管をふさぎ、腫瘍に送られる栄養分の補給ルートを断って、腫瘍を小さくする効果もある

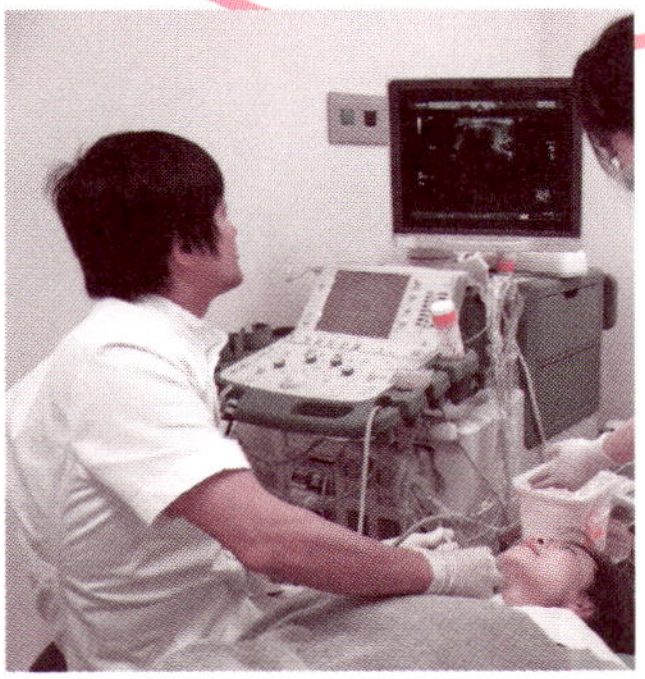

のう胞が小さい場合や触診しにくい位置にある場合は、超音波を使って位置を正確に見ながら注射針を刺す

のう胞がなくなる・小さくなる

負担の少ない治療法 P.E.I.T.

P.E.I.T.（経皮的エタノール注入療法：percutaneous ethanol injection therapy）は、アルコールの一種であるエタノールを患部に注入することで、腫瘍を小さくする治療法です。

のう胞とプランマー病（甲状腺機能性結節、47ページ参照）に対しては、保険適用も認められています。

▼ P.E.I.T. のメリット

- 治療のあとが残らない
- 通院で受けられる
- くり返し受けられる

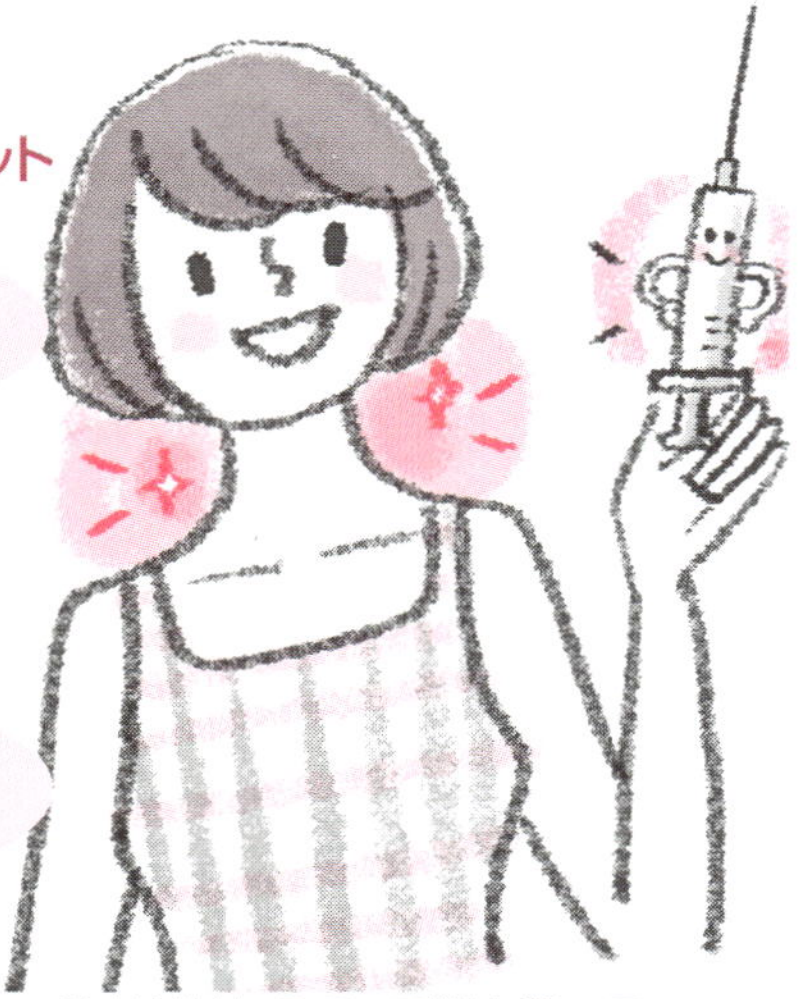

注射だけなので、手術と違って治療を受けたあとが残らない

咳や声がれは一時的な症状

治療中や治療後は、エタノールの刺激で咳が出たり、甲状腺の近くにある反回神経に影響して声がかすれたりすることもあります。しかし、いずれも一時的なもので、ほかに心配な副作用はありません。

悪性腫瘍とは

六つのタイプがあり治りやすいものが多い

甲状腺にできる悪性腫瘍は、もとになった細胞の種類やがん細胞の形などから六つのタイプに分類されます。「悪性」「がん」といっても、おとなしい性質のものが大半です。

若い人にも多いがおとなしいがん

一般に、がんは高齢になるほど増える傾向がありますが、甲状腺がんは20代後半から増え始め、50～60代で最も多くみられます。

甲状腺がんは、甲状腺の組織から発生した悪性腫瘍で、乳頭がんと濾胞がんは濾胞細胞、髄様がんはC細胞という細胞ががん化したものです。

進行が遅く治りやすいがんがほとんど

甲状腺がんは、ほかの甲状腺の病気と同様、女性のほうがかかりやすく、男性の約三倍の患者さんがいます。

悪性の腫瘍だとわかり、ショックを受けているかもしれませんが、甲状腺のがんの大半はおだやかな性質の分化がんです。人間の体は、

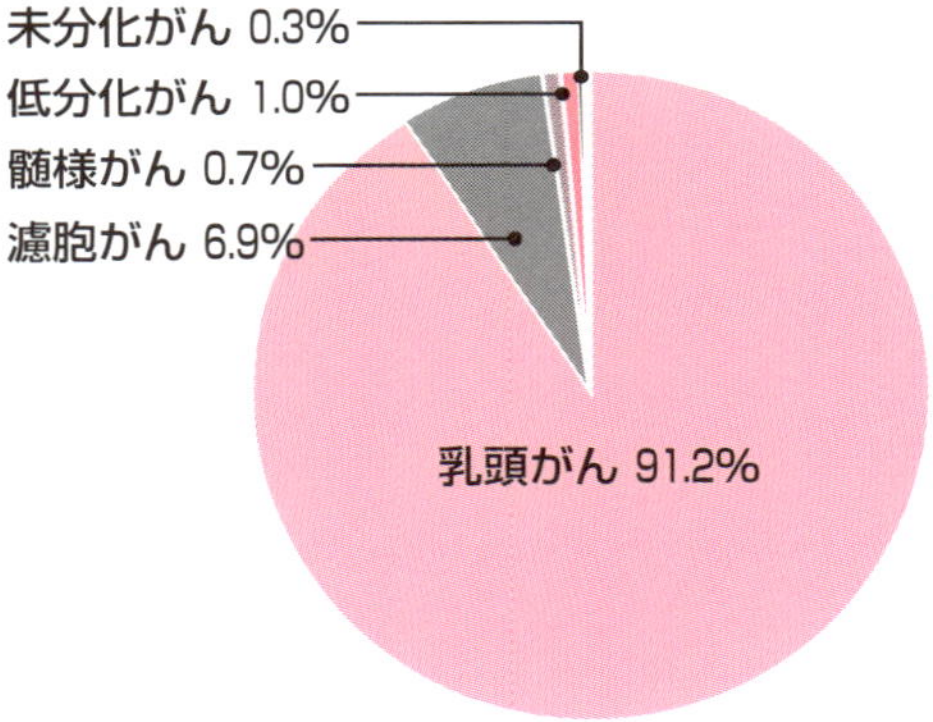

◀甲状腺がんの内訳
（伊藤病院の甲状腺悪性腫瘍の組織別頻度、2011年手術例）

甲状腺の悪性腫瘍のうち、悪性リンパ腫を除く甲状腺がんの内訳。大半を占める乳頭がんと濾胞がんは、発育の遅い分化がんに分類される

▼各タイプの特徴

タイプ		特徴
分化がん	乳頭がん	50代に多い。おだやかな性質のがん。転移はリンパ節に起こりやすい
分化がん	濾胞がん	50代に多い。おとなしい性質のものが多いが、良性腫瘍と区別がつきにくく、肺や骨などに転移することもある
髄様がん		3分の1が遺伝性。血液検査で見つけやすい。比較的まれながん
低分化がん		分化がんと未分化がんの中間の形と性質。新しく分けられたタイプ
未分化がん		60代以降に増える。非常に進行が速く、たちが悪い。まれながん
悪性リンパ腫		橋本病がある人に起こりやすい（57ページ参照）

もともとは一つの細胞が分裂をくり返し、特殊な細胞へと分化していくことで成り立っています。分化の度合いが高い分化がんは、一般に分裂するスピードは遅く、発育しにくいのです。

手術で完治しやすい

だからといって油断はできません。放置しておけば浸潤や転移を起こす危険性はありますから、治療は必要です。

甲状腺がんは手術だけで完治することも多いので、落ち着いて治療に臨みましょう。

再発は少ないが、治療が終わっても定期的な受診をして、再発や転移を早く見つける

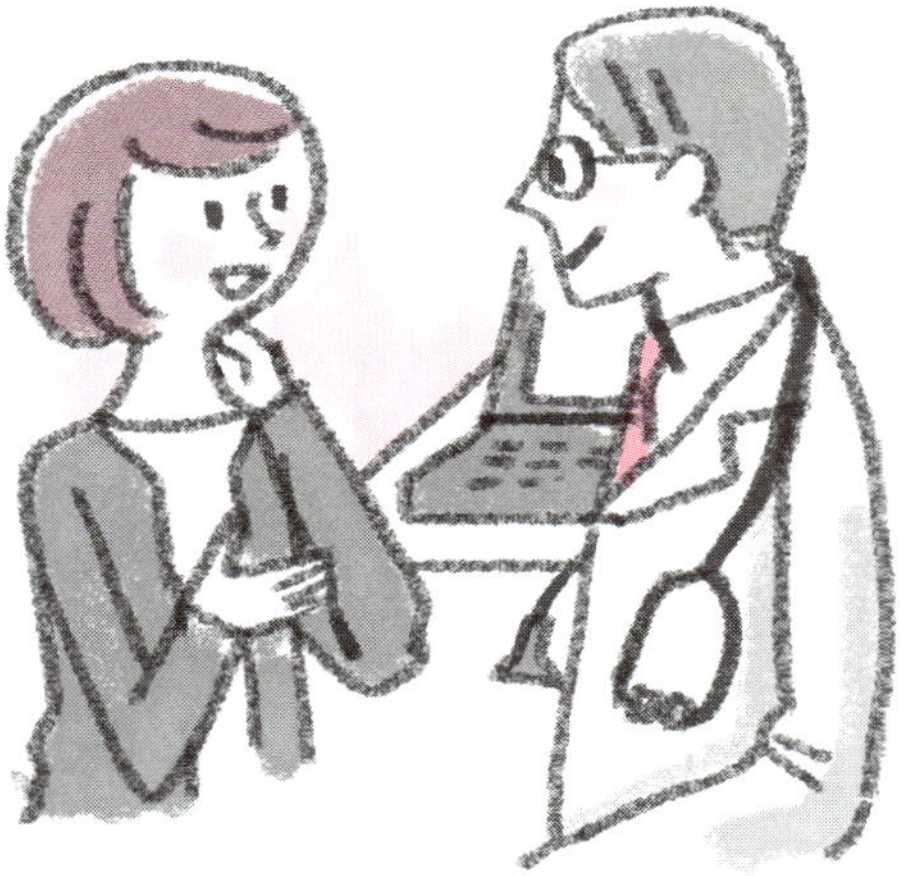

悪性腫瘍の治療の進め方

ほかの部位のがんと同様に、甲状腺がんも治療の基本は手術ですが、具体的な治療の進め方は、がんのタイプや範囲、転移の有無によって異なります。

治療の基本は手術

がんとその周囲の甲状腺だけでなく、甲状腺のまわりのリンパ節も切除する（70 ページ参照）。一般的には、そのほかの治療法は必要ないことが多い

経過観察

治療後は定期的に検査を受け、再発や転移の有無を調べる。必要があれば甲状腺ホルモン薬の服用を続ける

（72 ページ参照）

治療を追加

がんが進行していた場合は、放射性ヨウ素を用いて、残っているかもしれないがん細胞を根絶するための治療などを追加する

（74 ページ参照）

悪性リンパ腫は放射線と抗がん剤で治療。未分化がんは状態しだい

悪性リンパ腫は放射線と抗がん剤がよく効くので、両者を組み合わせた治療が適しています。進行が速い未分化がんは、可能なら手術と放射線照射、抗がん剤を組み合わせて治療しますが、状態によっては積極的な治療は控えることもあります。

悪性腫瘍の治療①

がんの範囲に応じて手術で切除するのが基本

甲状腺がんの大半は、手術をおこないます。甲状腺は、蝶の羽のように左右に分かれているため、がんの部位や広がりなどによっては片側だけの切除で済むこともあります。

部分的に残すか全部とりきる

手術の範囲は、通常、術前の検査で決まります。良性か悪性かが細胞診でも判別できない場合に、まず片葉《へんよう》切除をおこない、組織を調べた結果がんと確定したら再度手術をして、残った甲状腺をとることもあります。

片葉切除
がんの病変がある側の甲状腺をとる

小さながんが片側に 1 つあるだけなら、病変がある側と真ん中の部分を切除し、片側は残します。一時的に、甲状腺ホルモン薬の服用が必要になることがあります。

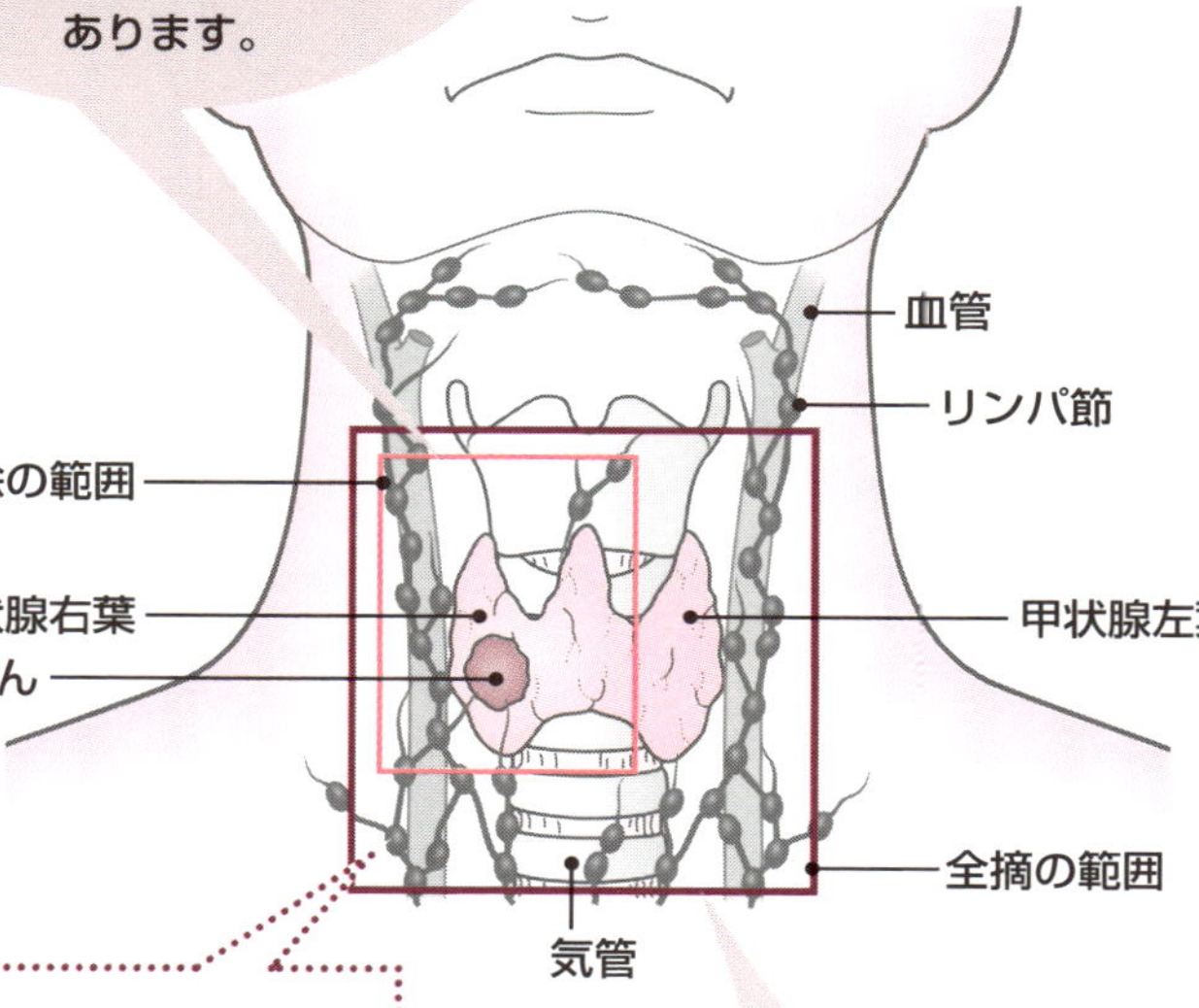

全摘
甲状腺をすべてとる

がんが大きめだったり、左右に広がっていたり、甲状腺を覆う被膜を破ったりしているようなら、甲状腺をすべて切除します。術後は、甲状腺ホルモン薬を服用する必要があります。

リンパ節もいっしょにとる

甲状腺や周りの血管には、リンパ管があります。リンパ管のところどころにあるリンパ節は、甲状腺がんが最初に転移しやすいところ。がん細胞が、リンパ液の流れにのって、さらに遠くへと広がっていくおそれもあるため、リンパ節もとり除きます。

手術のあとに合併症が起きる場合がある

比較的安全なものとはいえ、手術範囲が広いほど手術による好ましくない影響が現れやすくなります。いずれ回復することも多いので、あまり心配はいりません。

声の変化

声帯の動きをコントロールしている反回神経が傷つくと、声がかすれたり、高い声を出しにくくなったりします。ほとんどは１～６ヵ月程度で改善しますが、がんが浸潤していたために切除した場合などは回復がむずかしいこともあります。

手足や顔のしびれ

切除する範囲が広く、副甲状腺を残せない場合に起きることのある症状です。副甲状腺ホルモンの分泌が止まり、血液中のカルシウム濃度が下がりすぎることが原因です。のみ薬で治療できます。手術後一時的に起こる場合もあります。

ほかにもまれに起こるもの

太いリンパ管が傷ついてリンパ液がもれ出たり、切除した部分から出血することも。再手術が必要になることもありますが、ごくまれです。

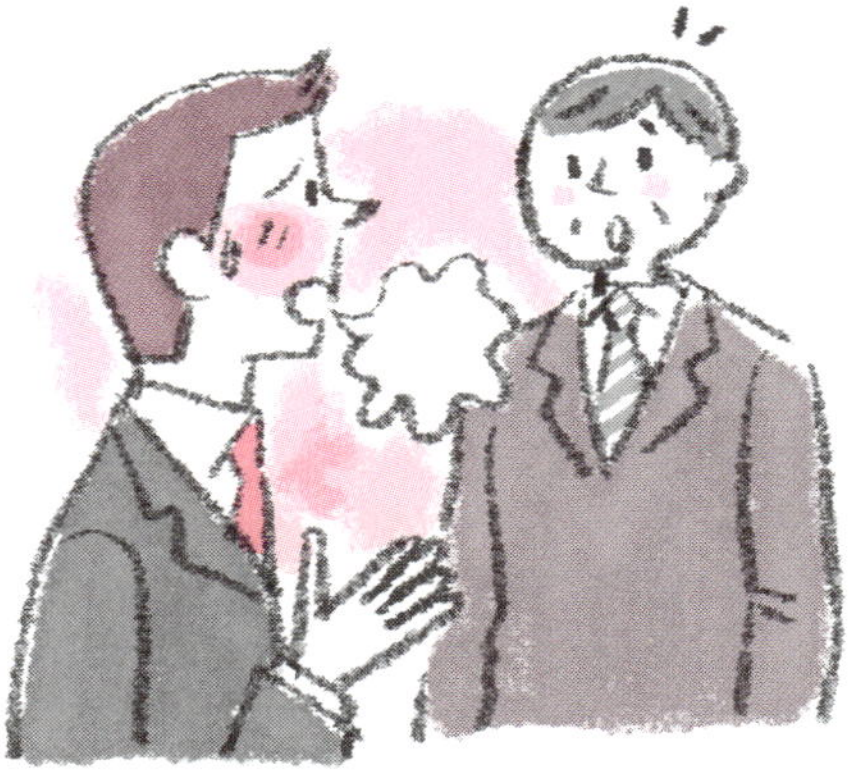

しばらくは自分の声に違和感があるかもしれないが、多くは時間がたてば元通りになる

できるだけ甲状腺を残して機能を保つ

バセドウ病や橋本病など、ほかの甲状腺の病気をかかえていないかぎり、甲状腺がんの手術は、できるだけ甲状腺を残すようにするのが原則です。がん以外に問題がなければ、一部でも甲状腺を残しておくことで、甲状腺ホルモンの自然な分泌が回復してくる可能性が高いからです。すべて摘出した場合には、生涯、甲状腺ホルモン薬をのむことになります。

手術自体にかかる時間は一～二時間程度。入院のスケジュールは、バセドウ病の場合と同様です（四一ページ参照）。

まれに術後に低分化がんが見つかることも

甲状腺がんの大半を占める分化がん（乳頭がん、濾胞がん）とも、治療がむずかしい未分化がんともいえない、中間的な性質をもつものが「低分化がん」です。がんのタイプは手術前の検査で慎重に判断されますが、手術でとった組織を調べてわかる場合もあります。

低分化がんは、甲状腺がんのタイプの一つに分けられてから日が浅いため、まだ十分なデータがそろっていません。ただ、分化がんにくらべ、再発や転移を起こす危険性は高いと考えられるため、手術後に追加の治療が必要です。

手術後の生活と定期検診

薬をのむ人もいる。定期的に再発をチェック

手術を受ければ、ほかの治療は必要がない場合が大半ですが、甲状腺ホルモン薬の服用が必要な人もいます。再発への備えとして定期検診は受け続けましょう。

手術だけで完治することが多い

甲状腺がんは、多くの場合、手術をすればそれ以上の治療は不要です。徐々に治療前の生活に戻れます。乳頭がんではしばしばリンパ節転移がみられますが、少しだけなら再発の危険性が高まるわけでもないので、手術ですべて切除できればあまり心配はいりません。

ただ、手術後、再発や転移が絶対に起きないともいいきれません。術後の定期検診は続けるようにしましょう。再発した場合も、早く見つけられれば再度手術をして完治を目指すこともできますし、放射性ヨウ素を使ったアイソトープ療法が功を奏することもあります。

退院後は少しずつ元の生活へ戻す

手術後は甲状腺機能が安定せず、体力も落ちています。無理せず少しずつ、ふだんの生活に戻していきましょう。

手術・入院

入院期間は 1 週間ほど。
手術の翌日には食事や
歩行が再開できます。
入院期間中のスケジュールは、
バセドウ病の
手術と同様です。

手術後に服薬が必要になる人もいる

■甲状腺を全摘した人、大きく切りとった人など

甲状腺ホルモンの分泌がなくなったり、減少したりするため、不足したホルモンを甲状腺ホルモン薬の服用で補います（55 ページ参照）。

■再発の可能性が高い人

TSH（甲状腺刺激ホルモン）は、甲状腺がんの細胞も刺激して腫瘍を大きくするおそれがあります。TSH の分泌を抑える目的で、甲状腺ホルモンを薬で補充することもあります。ただし、近年はアブレーション療法（74 ページ参照）が優先されています。

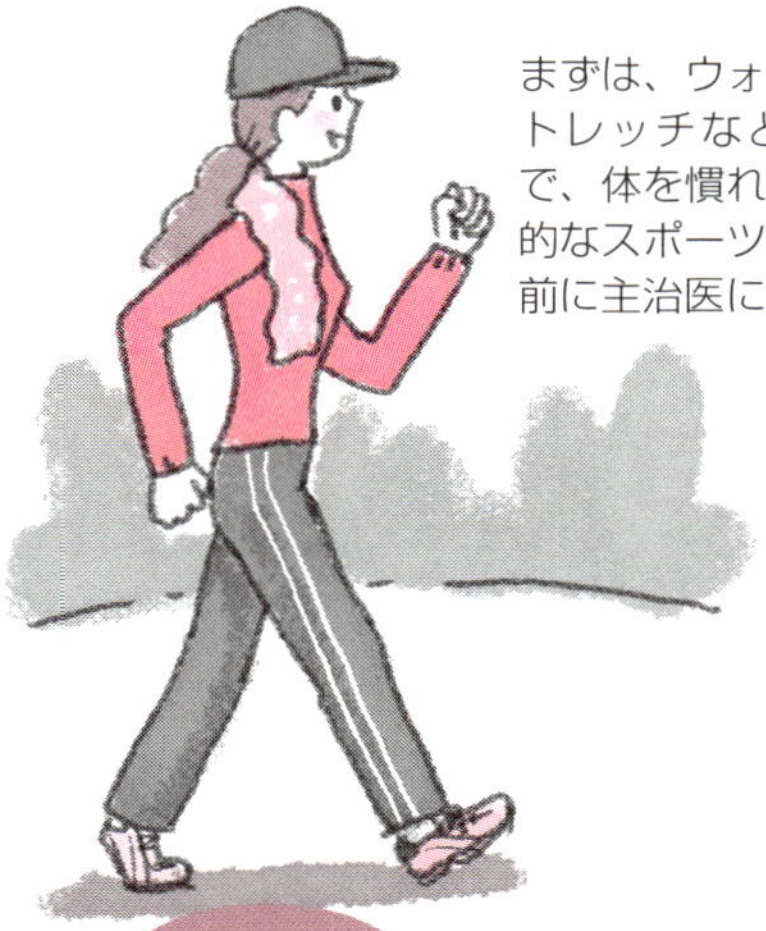

まずは、ウォーキングやストレッチなどの軽い運動で、体を慣れさせて。本格的なスポーツは、再開する前に主治医に確認を

退院後

軽めの家事はOK

退院直後から、家事はある程度自分でできます。無理のない程度に体を動かすようにしましょう。

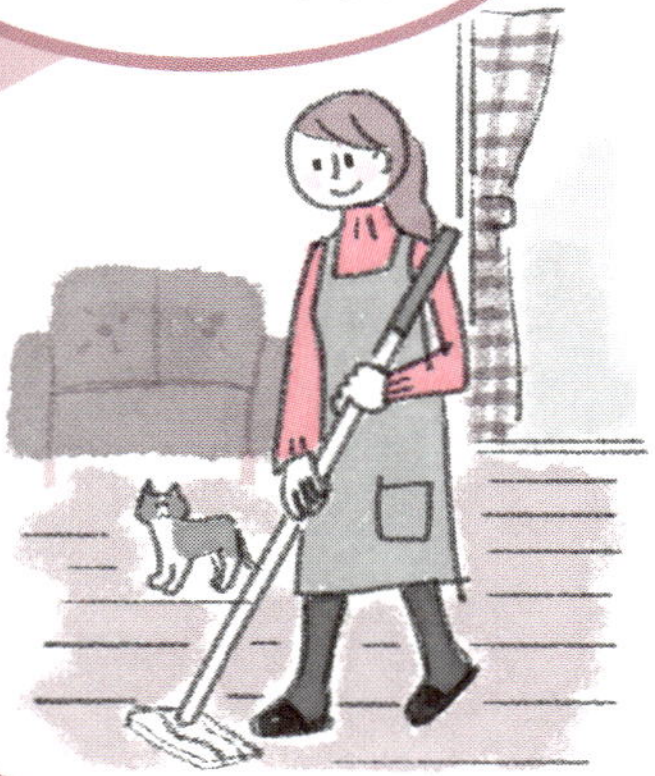

首に負担をかけないように心がけて。重いものを持たないなど、いきむような動作はできるだけ避けよう

1～2週間後

社会復帰

デスクワーク中心なら職場復帰も可能です。肉体労働の場合は傷の回復ぐあいをみながら復帰の時期を考えます。

1ヵ月後

軽い運動はOK

手術以降、活動量が減っているので体力が低下ぎみです。軽い運動も始めてみましょう。声の変化や首の違和感など、手術の影響がまだ残っていることもありますが、徐々に改善していきます。

一部の人は

治療を追加

再発のおそれがあればアブレーション療法、肺や骨に転移があった人はアイソトープ療法を追加します（74ページ参照）。スケジュールは生活や回復の様子をみながら、医師と相談して決めましょう。

1年～1年半に1回

定期検診
●超音波検査
●血液検査

サイログロブリン…基準値は33.7IU/mL以下※

定期的に検査を受け、再発の有無をチェックします。血液検査で調べるサイログロブリンは、腫瘍があると増加する腫瘍マーカーの１つ。全摘した人は再発の指標として調べます。

再発したら

治療

残った甲状腺に再び腫瘍ができたり、肺や骨に転移したりすることもまれにあります。再発・転移したとわかったら、手術やアイソトープ療法で対応していきます。

※基準値は伊藤病院独自のもの。施設によって異なる可能性がある

悪性腫瘍の治療②

放射性ヨウ素を使った治療を追加することも

放射性ヨウ素を内服する「放射性ヨウ素内用療法」は、アイソトープ療法とも呼ばれます。がんの状態によっては、甲状腺がんに対しておこなうことも。多くは手術と組み合わせておこなわれます。

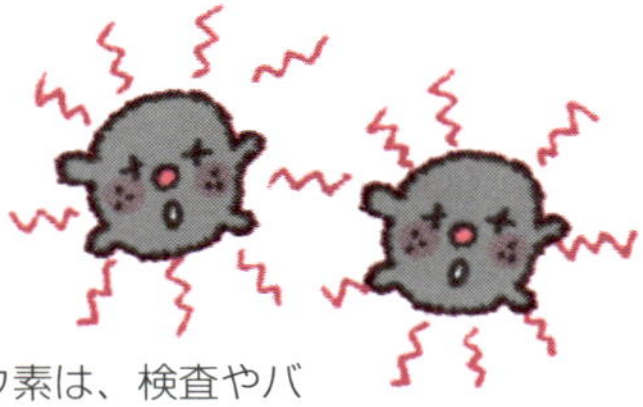

放射性ヨウ素は、検査やバセドウ病の治療で使うものと同じ。がんの治療では、放射性ヨウ素の量が多い

目的は3つに分けられる

甲状腺がんで放射性ヨウ素を使う治療は、3つに分けられます。手術後の定期検診で再発を見つけやすくする「アブレーション」、再発予防が目的の「補助療法」、再発・転移がんを破壊する「治療」があります。

	目的・受け方	受ける人
アブレーション	**残った甲状腺の破壊** アブレーションは「とり除く」という意味。甲状腺の全摘手術後、甲状腺を破壊し術後の定期検診をしやすくする。条件に合えば外来で受けられるが、合わなければ2泊3日程度入院する	**●術後に専門医の定期検診が受けられない人　など** 基本的な対象は、がんの残存がないと考えられる人。日本では該当する人が少ないが、専門医の診療が受けられない場合に選択される
補助療法	**残ったがん細胞の破壊** 甲状腺の全摘手術後、顕微鏡レベルで残ったがん細胞を破壊し、再発の危険性を下げる。入院して治療を受けるのが理想だが、外来でも受けられる	**●がんが甲状腺の被膜を破っていた人** **●リンパ節転移の数が多い人** **●低分化がんが疑われる人　など** 手術のときに明らかな転移はないが、再発や転移の危険性が高いと考えられる人が対象
治療	**再発・転移がんの破壊** 再発・転移した甲状腺がんに、放射性ヨウ素を取り込ませ、放射線の力で破壊する。大量の放射性ヨウ素を用いるため、専用の設備が整った医療機関での入院治療が必要	**●手術の時点で甲状腺がんが肺や骨に転移していた人** **●手術後に再発・転移が起きた人　など** 甲状腺の全摘後、明らかな腫瘍が残っている人が対象

（伊藤公一監修『実地医家のための甲状腺疾患診療の手引き』2012年、
日本核医学会「甲状腺癌の放射性ヨウ素内用療法に関するガイドライン」2014年、
日本甲状腺外科学会ほか「甲状腺腫瘍診療ガイドライン」2018年をもとに作成）

治療の進め方

しくみや注意点は、バセドウ病の治療時と同様です（36～39ページ参照）が、スケジュールは異なり、がんの治療では準備期間が少し長めです。

治療前の準備

残った甲状腺組織や甲状腺がんがヨウ素を取り込みやすくなるように準備する。治療の４週間前に、甲状腺ホルモン薬をチロナミン®に変更。服薬の中断とヨウ素制限は２週間前から

アブレーションと補助療法

注射薬を使えば、ホルモン薬は続けられる

TSHと同じ働きをする注射薬（タイロゲン®）があります。治療前に２回注射すれば、残った甲状腺組織がヨウ素を取り込みやすくなるため、服薬を中断せずにアブレーション療法が受けられます。費用は高いですが、高額療養費制度（78ページ参照）が利用できます。

治療を受ける

放射性ヨウ素入りのカプセルをのむ。再発・転移がんの治療が目的の場合、用量が非常に多いため入院が必要

定期的に受診する

甲状腺ホルモン薬の服用を再開。医師に指示された間隔で定期的に受診し、経過をみてもらう

アブレーションと補助療法

条件が合えば通院でも受けられる

以下の条件に合えば、通院で受けられる人もいます。38～39ページの生活上の注意点は守ってください。

▼主な条件
- ●妊婦や子どもと同居していない
- ●治療後3日間、家族と別の部屋で一人で眠れる
- ●帰宅時、電車に1時間以上、車に3時間以上乗らない
- ●治療後72時間以内に再受診できる

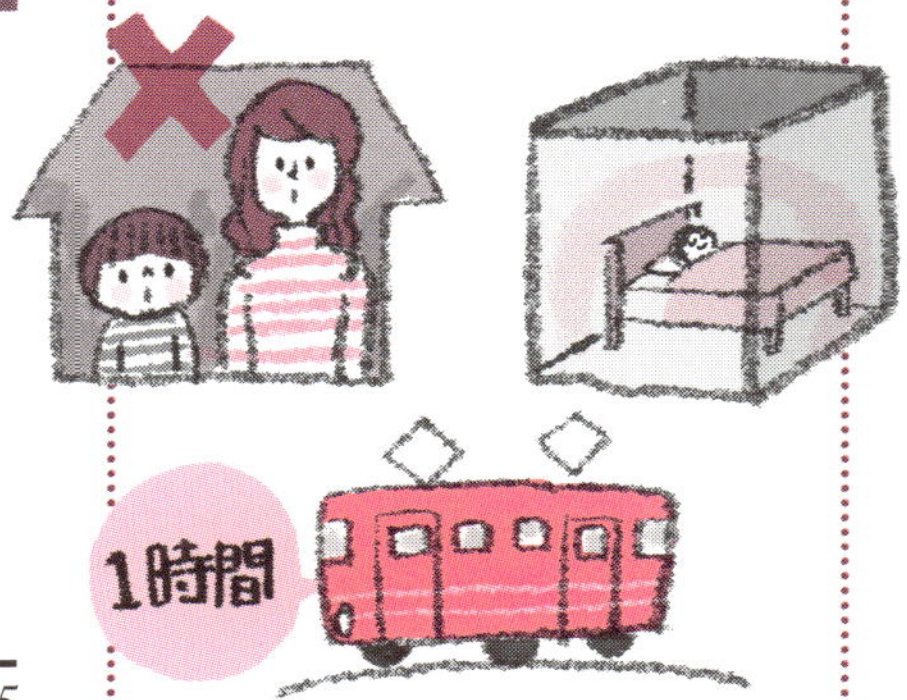

公共の交通機関は使わないほうがよいが、使う場合は最低限に

実施可能な医療機関は限られている

放射性ヨウ素を使った治療は、ヨウ素を取り込む性質を残している乳頭がんや濾胞がんで、必要に応じて実施される治療法です。甲状腺組織が残っているとヨウ素はすべてそこに取り込まれてしまうので、甲状腺の全摘後におこなうのが原則です。

専用の設備が必要なため、実施可能な医療機関は限られています。ただし、再発の予防と早期発見を目的にした場合は、条件さえ合えば入院する必要はなくなったため、受けやすくなっています。

悪性腫瘍の治療③

放射線照射や分子標的薬が使われることも

手術やアイソトープ療法でも根絶できない甲状腺がんに対しては、放射線照射や、従来の抗がん剤とは違った働きをもつ分子標的薬を用いて治療していくこともあります。

外から放射線を当てて腫瘍を焼く

放射線による治療は、アイソトープ療法（内照射）だけでなく、体の外側から照射する方法（外照射）もあります。リニアック（直線加速器）という最新の機器を使えば、狙ったところに集中的に放射線を当てられます。

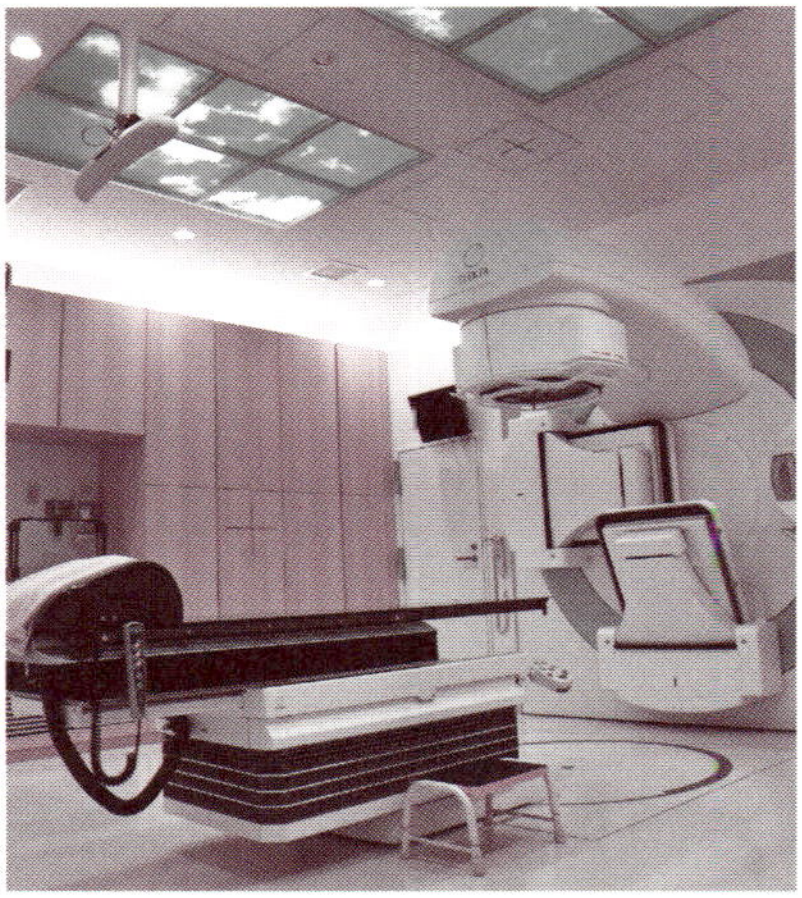

上の写真がリニアック。エネルギーの高いエックス線を出し、がんの部位に正確に当てる。がんを縮小・破壊する目的で使われる

主な副作用

- のどの痛み、唾液分泌障害
- 脱毛、吐き気　など

副作用の多くは、放射線を当てた部位に現れます。いずれも徐々に改善しますが、治療後に続くことも。治療中は、皮膚トラブルを避けるために、照射部位に日焼け止めなどは塗らないように。

治療の流れ

治療前の準備と検査

正しい位置に集中して放射線を当てられるように、体を固定する器具を作製する。CT 検査を受け、照射部位や放射線量などが決定される

↓

治療初日

初回は固定器具を装着し、位置合わせが正確であることを確認してから照射する。確認作業に30 分ほどかかるが、放射線を照射している時間は数分間。治療後には診察を受ける

↓

２回目以降

初回と同じ位置に照射する。治療室にいる時間は10 分ほど。照射回数やスケジュールは照射の目的によって異なる。治療後には毎回診察を受ける

進行したがんや未分化がん、悪性リンパ腫におこなわれる

手術だけでは治療がむずかしいような進行したがんや、未分化がんには放射線照射や抗がん剤が用いられることがあります。手術でとり切れなかった腫瘍が大きくなるのを抑えたり、骨転移などによる痛みを軽減したりするのが目的です。

甲状腺がんに対する抗がん剤の効果は、あまり高くありません。ただ、なかには効くこともありますし、分子標的薬といわれる新しいタイプの薬には有効性が認められています。

一方、悪性リンパ腫には放射線がよく効きます。早期なら放射線照射のみ、進行していたら抗がん剤治療を追加し、根治を目指します。

抗がん剤は新しいタイプの薬が有効

未分化がんや悪性リンパ腫のほか、がんが進行して手術やアイソトープ療法の効果が低い場合に抗がん剤が用いられます。分子標的薬は、がんのしくみを利用した新しい薬。高額なので医療費の助成制度を利用しましょう（78ページ参照）。

抗がん剤

●パクリタキセル　●エトポシド
●ドキソルビシン　●シスプラチン　など

細胞の増殖を防ぐ作用をもつ薬。数種類を組み合わせて使用することが多い。主に未分化がんの手術の前後に用いられる。比較的副作用が少ないため、パクリタキセルがよく使われる

分子標的薬

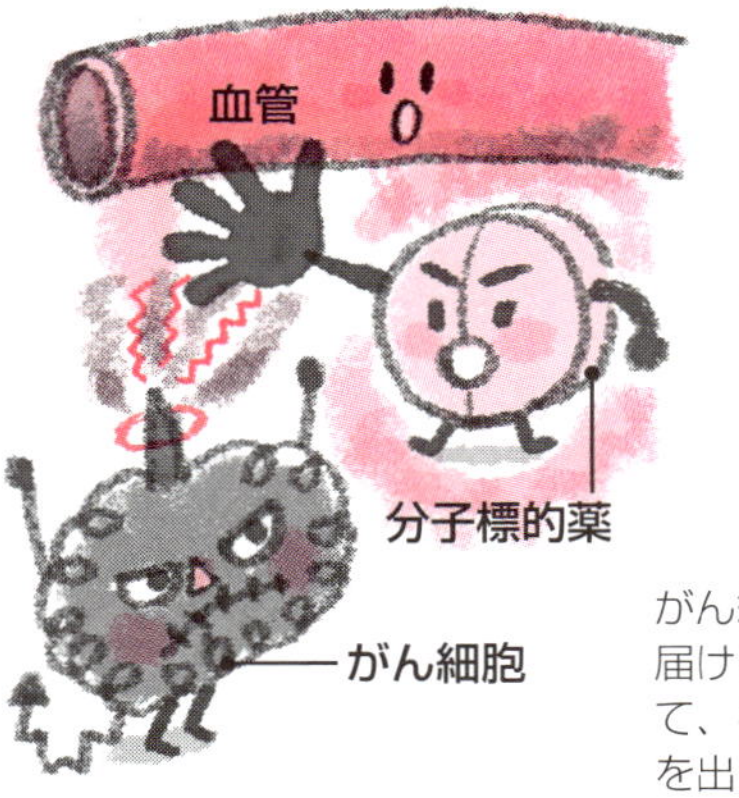

がん細胞がもつ特有のたんぱく質などに的を絞って働く薬。初めて使うときは、副作用の様子を見るために入院するが、その後は通院で受けられる

がん細胞は、自分に栄養を届ける血管をつくろうとして、持有のたんぱく質などを出している。分子標的薬はそれを止める働きがある

▼種類と主な副作用

種類	対象のがん	主な副作用
ソラフェニブ	乳頭がん※1、濾胞がん※1、髄様がん	手足症候群※2、高血圧、下痢など
レンバチニブ	すべての甲状腺がん	高血圧、下痢、たんぱく尿、食欲低下、血小板減少など
バンデタニブ	髄様がん	発疹、下痢、角膜混濁、心電図異常など

※1　アイソトープ療法が効かない場合に受けられる
※2　皮膚に痛みや赤み、水ぶくれなどが起こる。保湿や薬などで対処する

COLUMN

医療費の助成制度を利用しよう

医療費が高額の場合に一定の助成が受けられる

甲状腺の病気は、治療内容によっては医療費の負担も大きくなることがあります。手術のために入院する場合はもちろん、タイロゲン®（七五ページ参照）や分子標的薬（七七ページ参照）は薬価が高いため、月々の支払いが高額になることも。一定額を超える医療費がかかるようなら、高額療養費制度を利用するとよいでしょう。

高額療養費制度の利用のしかたは、加入している健康保険組合などに確認してください。

橋本病の医療費を一部負担してくれる自治体も

一時的に多額の医療費がかかる場合だけでなく、橋本病のように、ずっと治療を続けていく病気についても、自治体によっては負担軽減をはかってもらえる場合があります。自分の住んでいる都道府県、市区町村の状況を確認するとよいでしょう。

高額療養費制度のしくみ

▼ 70歳未満で年収が約 370〜770 万円の例
（医療費が100万円で3割負担の場合、2018年2月現在）

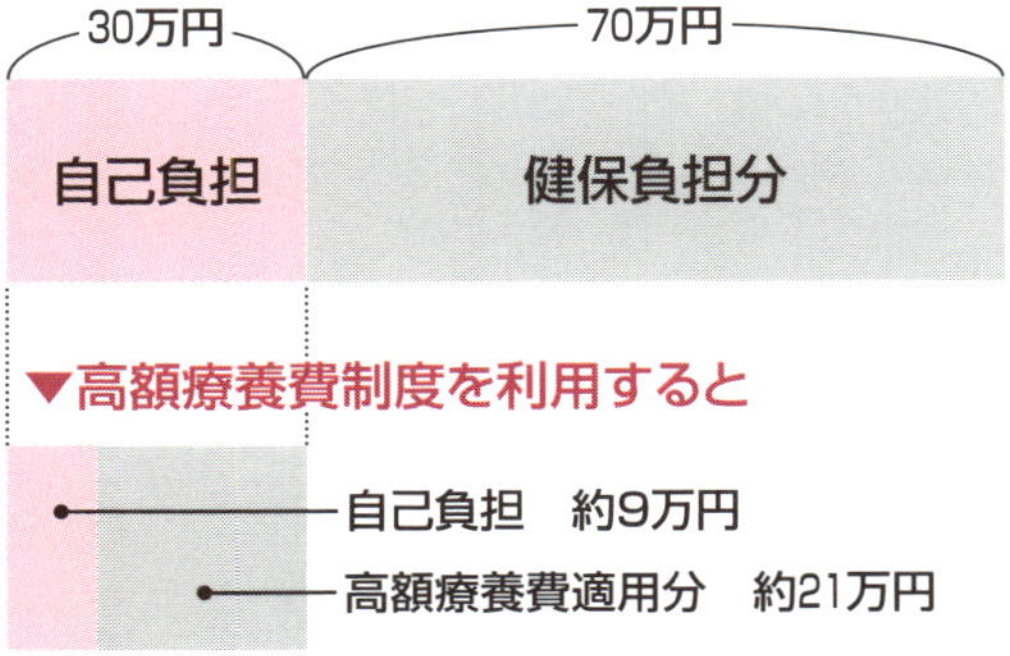

医療費が 100 万円かかった場合、３割負担なら通常 30 万円が自己負担。高額療養費制度を利用すれば、自己負担が約９万円になる

注意

- ●差額ベッド代や食事代は含まれない
- ●申請には期限がある
- ●所得や年齢によって上限額が異なる　など

過去の分も請求できるが、おおむね2年前まで。所得や年齢によって、自己負担の上限額が異なる

第5章

体調に合わせて生活や環境を整える

甲状腺の病気は、患者さん本人の
自己管理がとても大切です。
病気とのつきあい方がわかれば、
健康な人と変わらない生活ができます。
不安やストレスは、病気を悪化させる原因の1つ。
一人で悩まず、医師や看護師に相談しましょう。

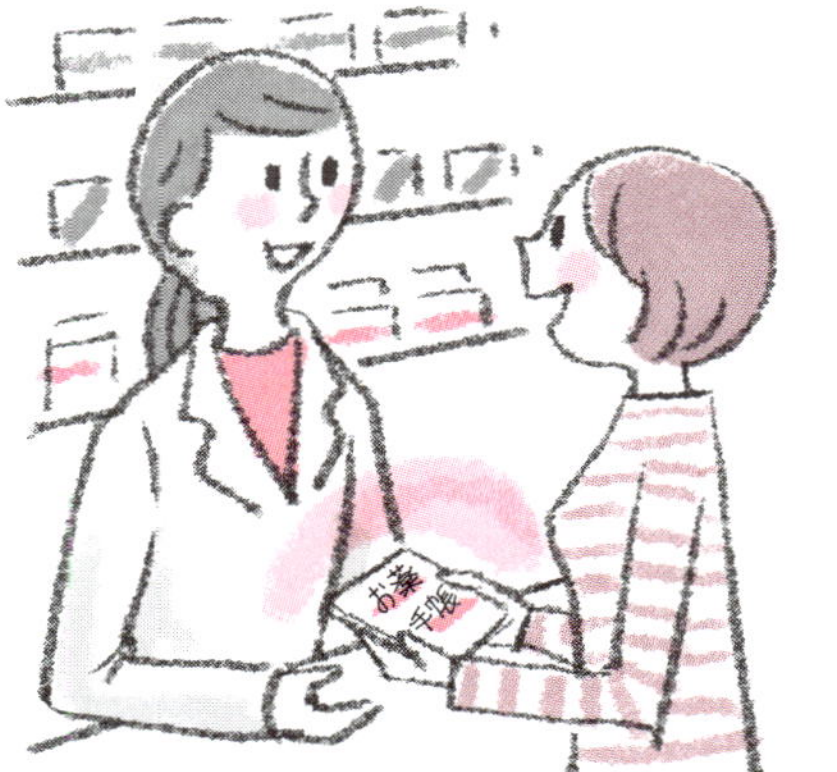

日常生活

生活リズムが乱れがち。意識的に整えていく

甲状腺機能に異常があると、生活のリズムが乱れやすくなります。一日中横になっていたり、昼夜逆転したりすることも。乱れがちな生活リズムは意識的に整えていきましょう。

治療を続けながら悪しき習慣の見直しを

甲状腺ホルモンの過不足は、毎日の活動にも影響を与えます。バセドウ病の人に多いのは、夜遅くまで眠れず翌朝は疲れてなかなか起きられないという、昼夜逆転のパターン。「グッドモーニングがない病気」といわれることもあります。一方、橋本病などで甲状腺機能が低下している場合、なにをするのもだるく、無気力になり、昼間から横になってばかりということも少なくありません。

まずはきちんと治療し、甲状腺機能を安定させましょう。治療と並行して生活リズムを正すよう、意識的に見直してください。

生活リズムをつくるポイント

人間は、好き勝手に暮らしていると一日のサイクルが25時間になるといわれています。活動のスイッチの「オン／オフ」を意識的に切り替えていくことが、生活リズムを整えるポイントです。

朝

朝、スッキリ目覚めるためには、起きたらすぐにカーテンを開け、明るい光を浴びるのがおすすめです。光の刺激が体内時計のリセットボタンを押してくれます。

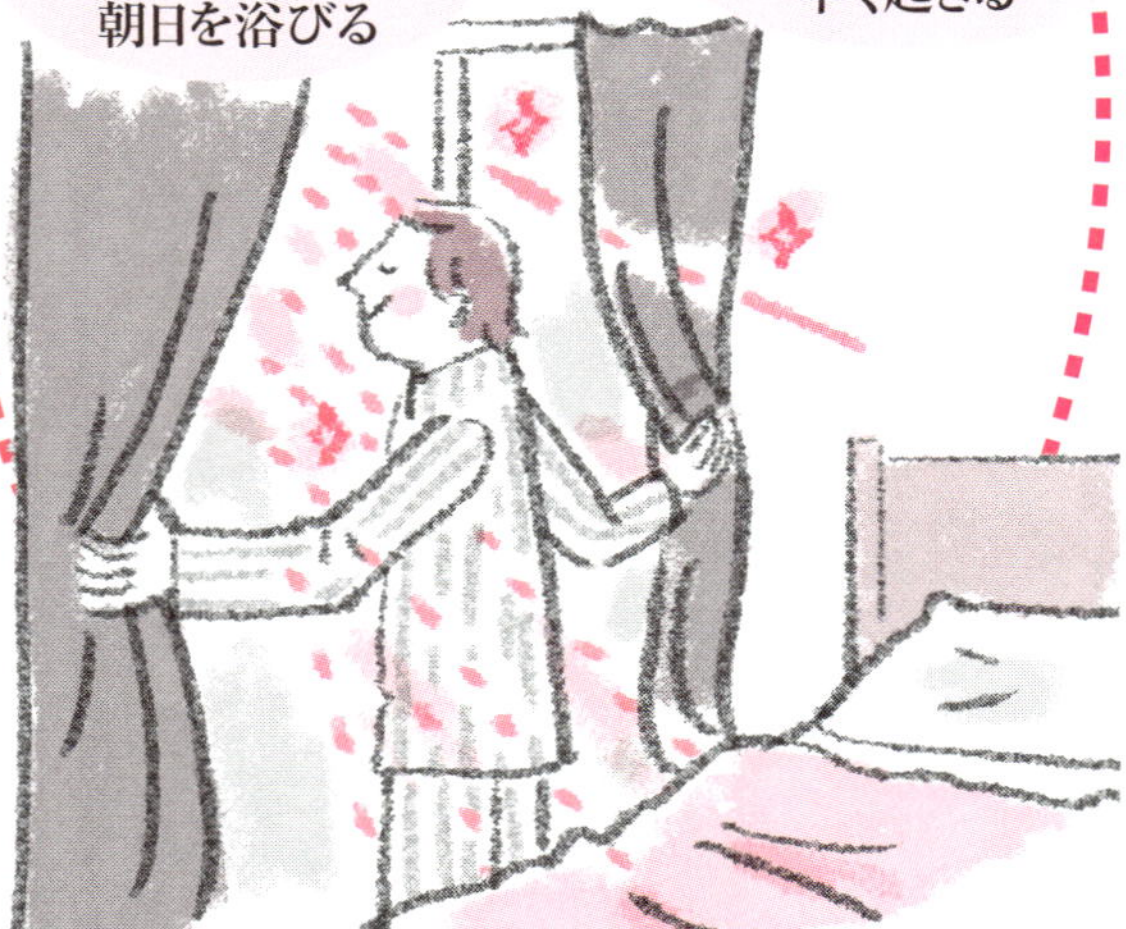
起きたらカーテンを開けて朝日を浴びる
ゆとりをもって早く起きる
寝起きに熱めのシャワーを浴びる※

日光を浴びるほか、時間に合わせて徐々に明るくなる照明器具を使うのもよい

※甲状腺機能が正常になってから。

運動時の注意

- 橋本病は制限なし
- バセドウ病は甲状腺機能が正常になってから始める

バセドウ病などで動悸が激しいとき、疲労感が強いときは無理な運動は避けたほうがよい。状態が落ち着いたら、軽い運動から取り組もう

昼

できるだけ「オン」の状態をつくります。意識的に体を動かし、疲れたら休憩をとるといったように、メリハリをつけるのがポイントです。昼間、十分に活動することが、夜の睡眠の質を高めることにもつながります。

日中に軽く運動する

どうしても眠いときは15～20分程度昼寝をする

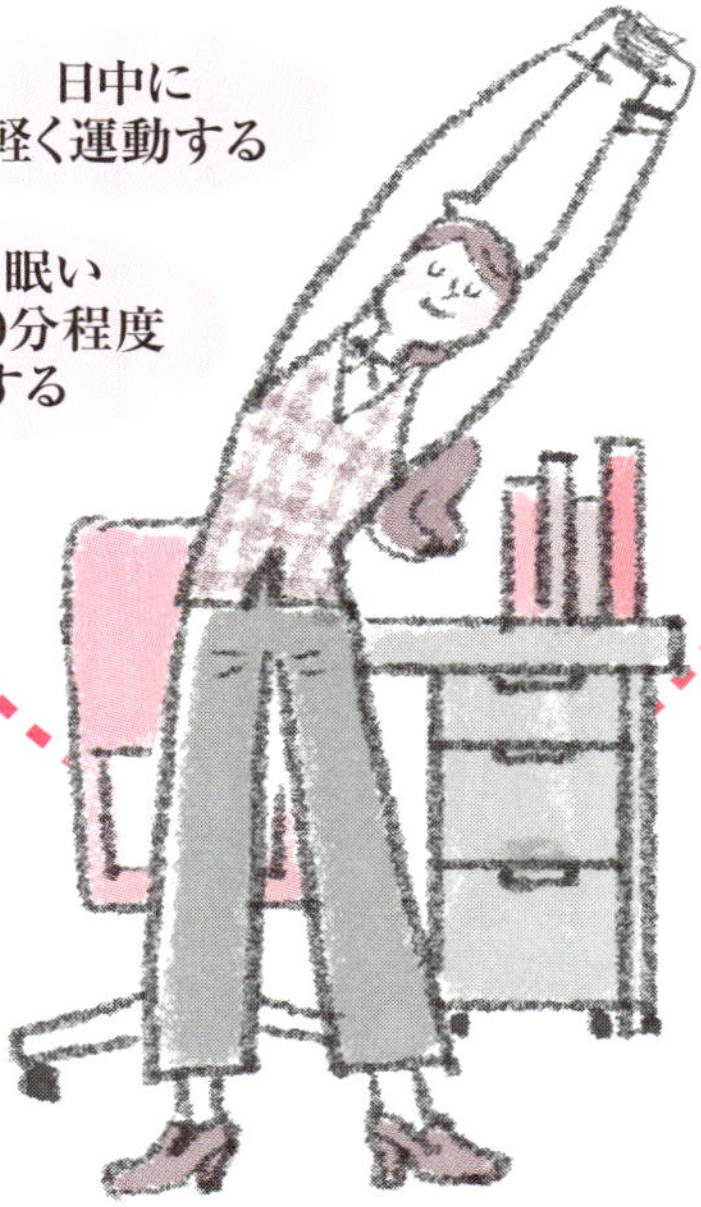

ストレッチやウォーキングなど、取り入れやすいものを習慣にしよう

夜

徐々に「オフ」の状態にします。バセドウ病だと、夜になっても目が冴えて、なかなか眠れない人が少なくありません。まずは就寝時間を守ることから始めましょう。入浴で体を温め、体温が下がり始めたタイミングで布団に入ると眠りにつきやすくなります。

寝る前はゆったり過ごす

ぬるめのお風呂にゆっくり入る

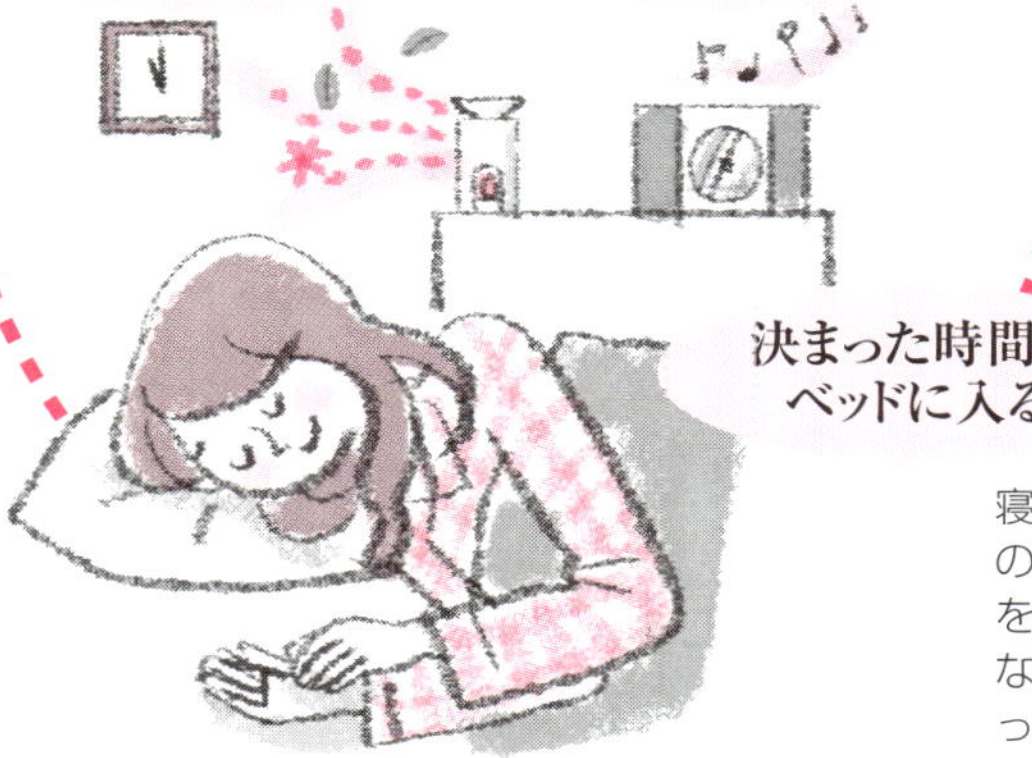

決まった時間にベッドに入る

寝るときは、リラックス効果のある音楽をかけたりアロマを使ったりするのも手。眠れなくても、何も考えず横になっているだけでよい

食生活①

ヨウ素は極端に避けずバランスよくとる

ふだんの食事で、ヨウ素たっぷりの海藻などを控えたほうがよいのか、それとも多くとったほうがよいのか迷っていませんか？　結論からいえば、あまり気にすることはありません。

不足する心配はない

ヨウ素（ヨード）は甲状腺ホルモンのもととなる栄養素。海に囲まれた日本で暮らしているかぎり、食物からたっぷりとれます。

1日の必要量はごくわずか

甲状腺ホルモンをつくるのに必要なヨウ素の量は、成人で1日0.13mg 程度。わかめのお吸い物を1日1杯くらいの量をとっていれば、不足する心配はありません。

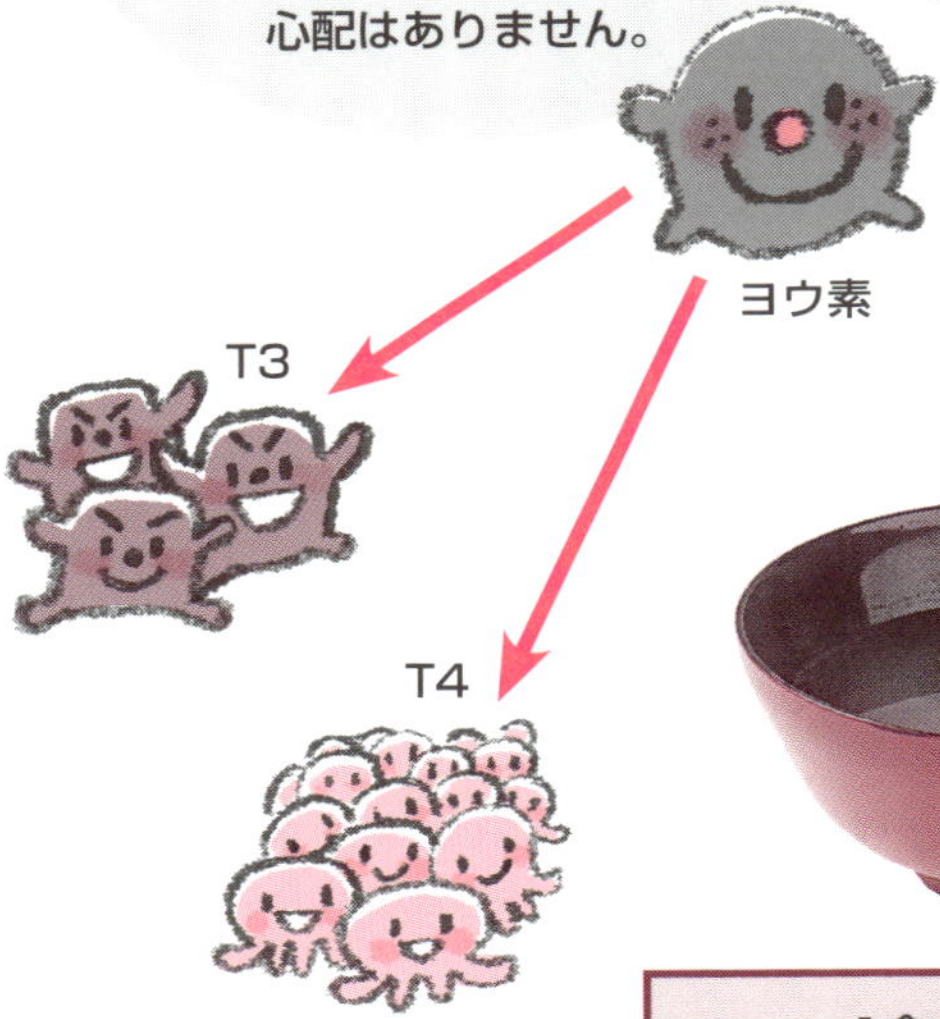

２種類の甲状腺ホルモンは、いずれもヨウ素からつくられる。ヨウ素は体内でつくれず、食事からとる必要がある

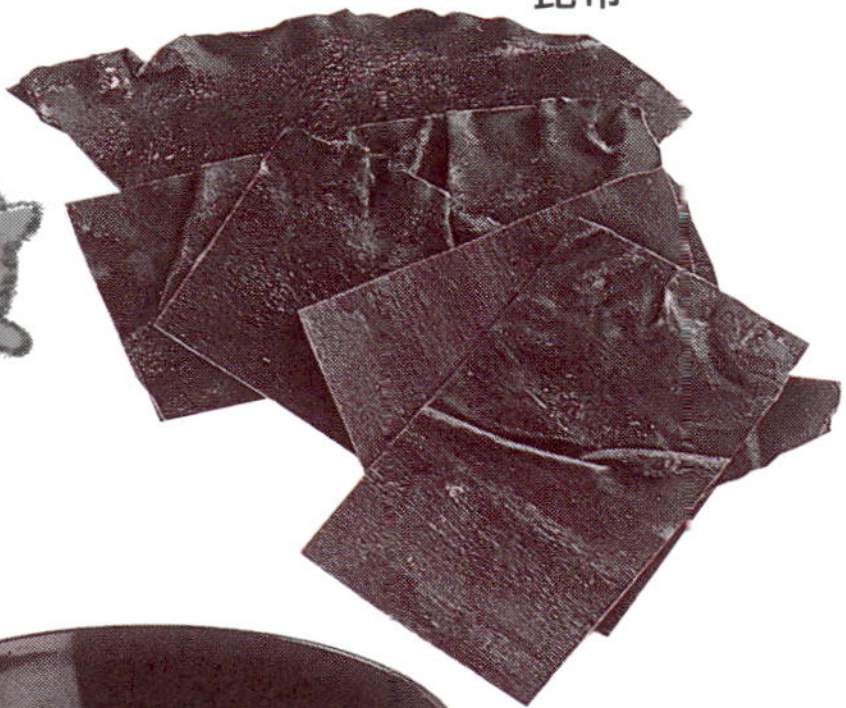

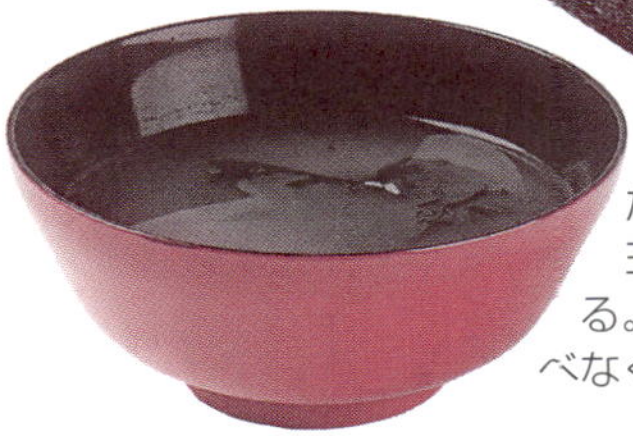

昆布からとっただし汁にも、ヨウ素が含まれる。直接海藻を食べなくてもとれる

▶１食でとれるおおよそのヨウ素量

特に海藻類に豊富。和食中心なら不足することはない

（文部科学省「日本食品成分表 2015 年版（七訂）」と伊藤病院資料より作成）

1食の摂取量	含まれるヨウ素量（mg）
昆布（乾燥5cm角5g）	12
昆布の佃煮（15g）	1.65
とろろ昆布（5g）	9
昆布だし汁（昆布0.5～1g）	1～3
ヨード卵（1個）	0.4～0.7
ひじき（乾燥5～7g）	1.5～2
わかめ吸い物（乾燥1～2g）	0.08～0.15
焼きのり大1枚（1g）	0.021
寒天（10g）	0.0021

とりすぎで甲状腺の腫れや異常が起きることも

起きやすいトラブルは、不足よりもとりすぎです。極端に大量のヨウ素をとると甲状腺に負担がかかり、甲状腺の腫れや機能異常をまねくことも。一般的な量なら問題はありません。

ヨウ素入りの薬品は必要最低限に

ヨウ素には殺菌作用があるため、医薬品として使われます。直接のみ込まなくても、皮膚や粘膜からヨウ素が入ります。連用は避けたほうがよいでしょう。

■うがい薬は風邪のときだけにする

うがいのあとはのみ込まずに吐き出しますが、ある程度のヨウ素は吸収されます。風邪をひいたときなど一時的に使う分には問題ありませんが、毎日の使用は避けましょう。

■医療機関を受診したら
甲状腺の病気があることを伝える

消毒用のぬり薬などに使われる程度なら、大きな問題はないでしょう。ただし、念のため甲状腺の病気があること、服用中の薬があることなどは伝えてください。

海藻を少し減らす

橋本病で甲状腺の腫れが気になる人は、ヨウ素のとりすぎを改善することで、症状がやわらぐことがあります。ダイエット食品として海藻サラダや乾燥昆布をとっている場合、控えめにしてみましょう。

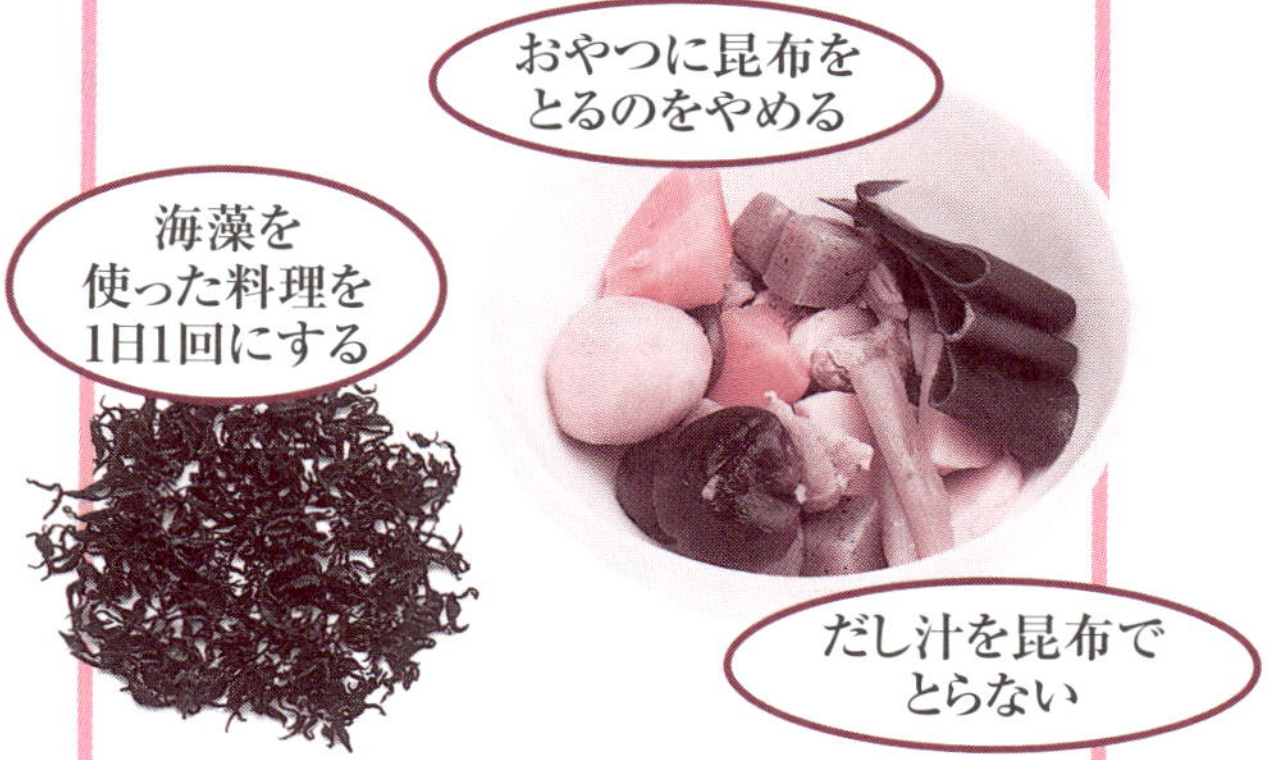

おやつに昆布をとるのをやめる
海藻を使った料理を1日1回にする
だし汁を昆布でとらない

健康を害さないといわれる上限量は、成人で1日3mg※。上限量以上のヨウ素を何年もとり続けると、甲状腺に異常が起こる可能性がある
※厚生労働省、「日本人の食事摂取基準（2015年版）」

ヨウ素の過不足より栄養バランスを重視

「甲状腺の病気なら、ヨウ素たっぷりの海藻などは控えたほうがよい」などという話を見聞きしたことがある人も多いのではないでしょうか。しかし、ヨウ素を制限することの効果は、はっきりわかっていません。

特に主治医から指示がなければ、ふだんの食生活でヨウ素の制限は必要ありません。大切なのは、いろいろな食品から、バランスよく栄養をとること。ヨウ素を避けようとして、献立がかたよってしまうことのほうが問題です。

ただし、アイソトープを用いた検査や治療を受ける前は、厳格なヨウ素の制限が必要です（九八ページ参照）。

食生活②

食べすぎに注意して三食を規則正しくとろう

甲状腺の病気では、特別な食事療法は必要ありません。とはいえ、食事は体調を整える基本ともなるもの。食事内容や食べる量、食べ方などを見直してみましょう。

甲状腺機能に異常があるとき控えたい食品

甲状腺機能の状態によっては、食べたものを体内で利用する代謝の働きが進みすぎたり、逆に低下したりします。その点から、とりすぎを避けたい食品もあります。

機能が高いとき
（バセドウ病など）

過剰な甲状腺ホルモンにより代謝が高まりすぎると、脂肪だけでなく筋肉なども減り、体重が減少することがあります。代謝を促す作用をもつ刺激物は控えたほうがよいでしょう。

× とうがらし

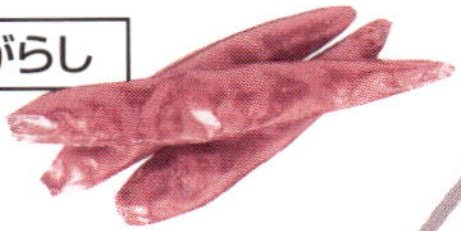

× カフェイン

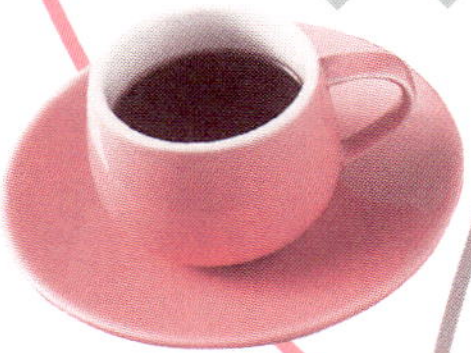

× アルコール

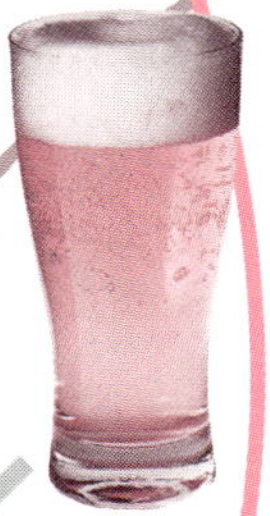

アルコールは機能に異常があるときは避ける。正常になったら適量 OK

機能が低下しているとき
（橋本病など）

アブラナ科の野菜に含まれるゴイトロゲンという物質は、甲状腺機能を低下させるおそれがあるとされます。実際には毎日大量に食べ続けるようなことがなければ問題はなく、あえて避ける必要はありません。

△ アブラナ科の野菜
キャベツ、カブ、ブロッコリー、コマツナ、ダイコン、チンゲンサイ、ハクサイなど

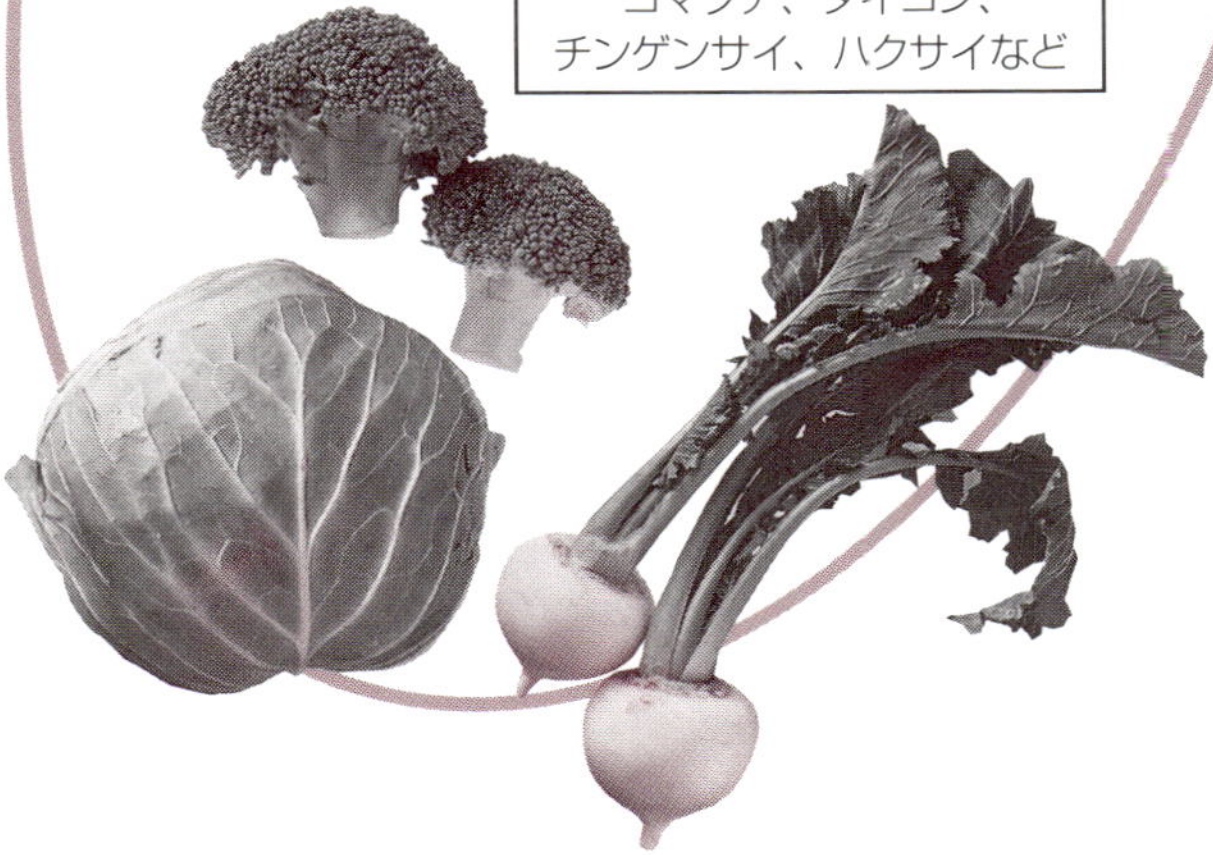

食べすぎを見直そう

甲状腺機能が低下していると代謝が悪くなり太りがち。逆に甲状腺機能の高まりすぎは「やせの大食い」になりがちです。食欲にまかせて食べすぎていると、治療で甲状腺機能が安定してから太りやすくなるので、注意が必要です。

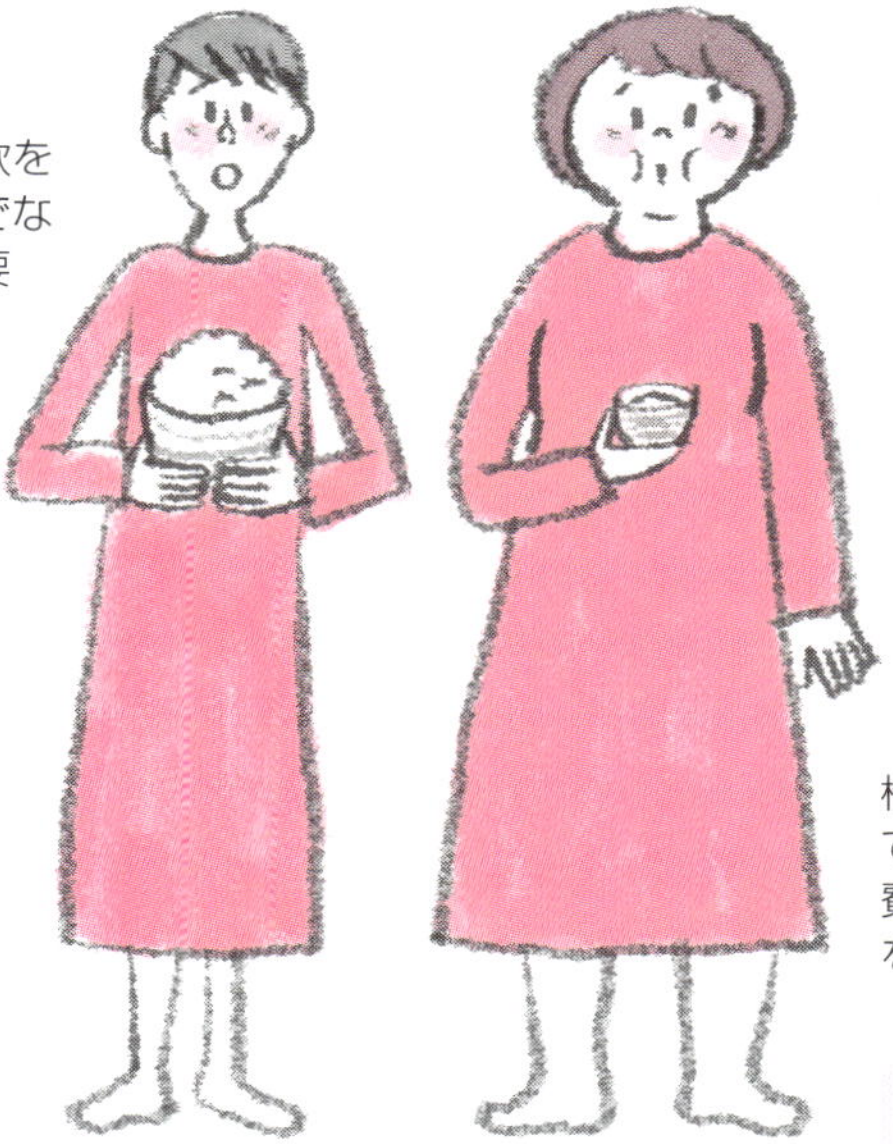

バセドウ病の旺盛な食欲を元に戻すには、薬だけでなく食事の自己管理が必要

橋本病などで代謝が低下していると、エネルギーを消費しにくい。食事は必要量をとるようにしよう

飲みものは甘くないもので

機能亢進時には汗をよくかくので、こまめな水分補給が必要です。逆に機能低下時は、水分のとりすぎはむくみを強めることもあるので、飲みすぎないようにしましょう。いずれにせよ、ジュースや砂糖入りの甘い飲み物は避け、水や麦茶にしてください。

間食をやめる。特に甘いものはとらない

機能亢進時は、すぐにおなかが空いて甘いものが欲しくなる人も多いでしょう。間食、特に甘いものをたくさんとることが習慣化すると、治療開始後、どんどん太ってしまいます。

食事は寝る3時間前までに

機能亢進時は、寝る間際に飲食すると動悸が強まり、眠りを妨げることもあります。夕食のあとにおなかが空いても、夜食は控えてください。

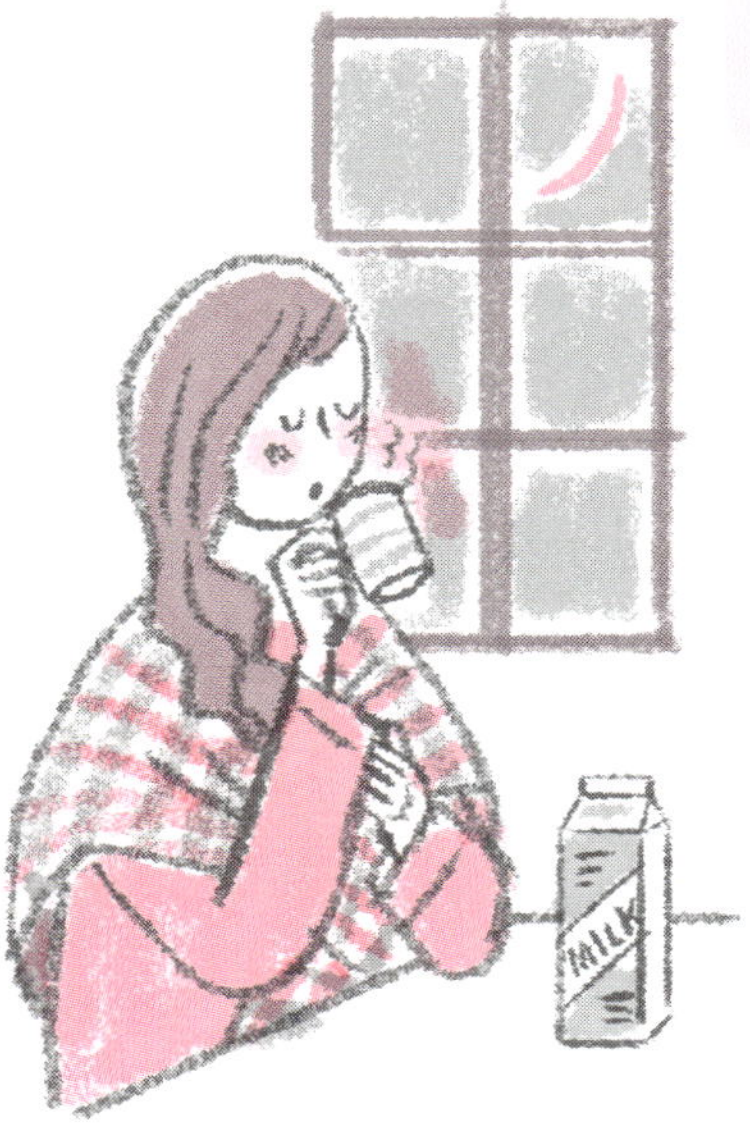

おなかが空いて眠れないときは、ほんの少し甘くしたホットミルクを。空腹感がやわらぎ、眠りにつきやすくなる

食事で体調と生活リズムを整える

毎日の食事は、栄養をとるためだけでなく、生活のリズムをつくるための大切なポイントです。

例えば、甲状腺機能が高まっているときには、いくら食べても空腹感が強いこともあります。絶え間なく間食を続けたり夜食をとったりしていると、生活リズムは乱れやすくなります。

一日三食、規則正しく食事をとることで生活のリズムを整えましょう。基本的には三食のなかで、必要なものを必要量食べるように心がけることが大切です。

仕事や家庭の環境

病気の特徴と今後の見通しを伝えよう

甲状腺機能の異常による症状を、周囲はあれこれ誤解しがちです。病気の特徴を伝えておくこと、今後の見通しを共有することで、過ごしやすい環境を整えていきましょう。

家庭では家族と協力しあう

甲状腺ホルモンが多すぎても少なすぎても、心身は疲れやすくなります。甲状腺機能が安定していないあいだは、家族の協力が必要です。

つらいときは手を抜いてもいい!

症状がつらいときは、休むことを最優先しましょう。「家族がなにもできないから」と決めつけず、任せてみてください。多少の手抜きや至らない点も「よし」と受け止められるようになれば、気持ちは楽になるものです。

元気なときも無理は禁物

元気なとき、元気すぎるときに動き回ると、その反動でドッと疲れてしまうことも。元気なときこそ、意識的にブレーキをかけるようにしましょう。

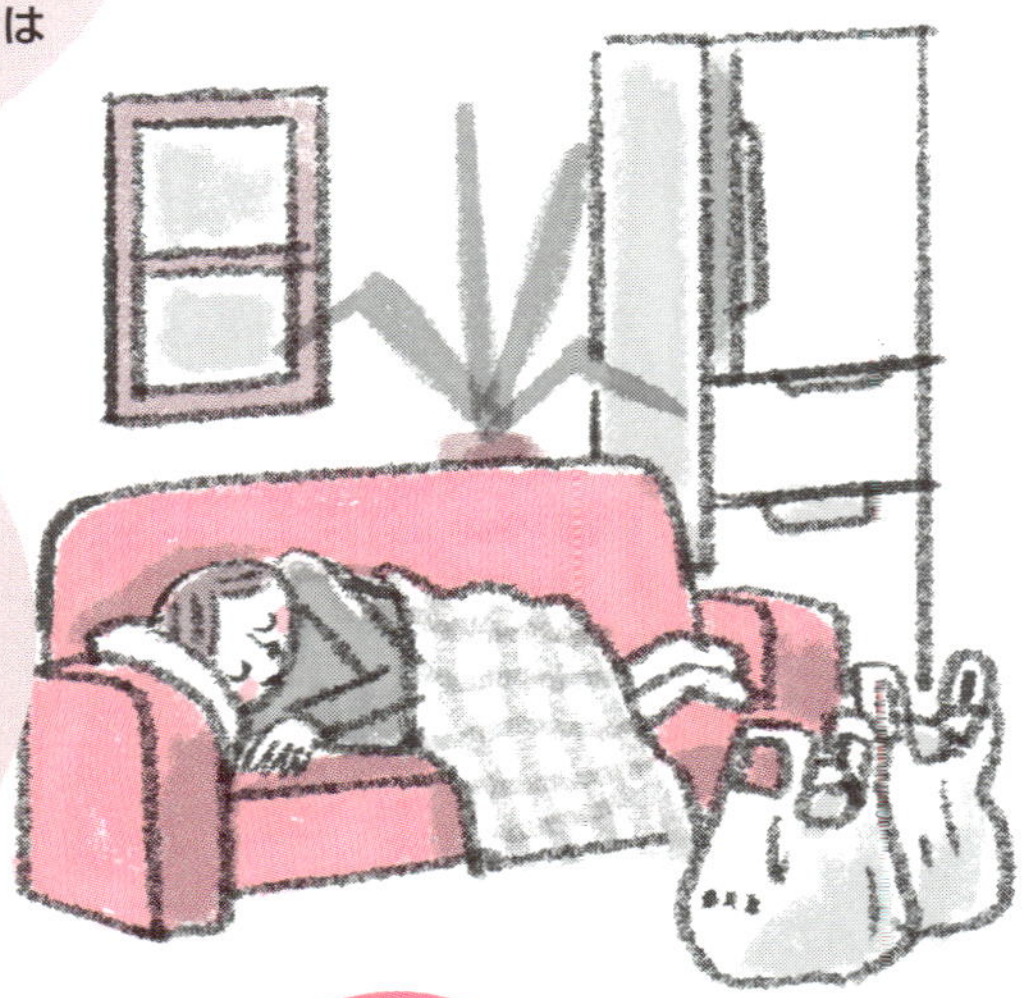

外出したら、疲れを感じなくてもまず休もう。重いものを運ぶときはキャリーバッグなどを使うのも手

家族に患者さんがいる人へ

ゆっくり休める環境をつくろう

思うように動けず、いちばんつらいのは患者さん自身です。過度の励ましやいたわりは、かえって負担になることもあります。家族ができることを淡々とこなすことが、患者さんの負担を減らすポイントです。

焦らず少しずつリハビリをするつもりで

不調の原因が甲状腺にあるとわかり、治療も始まったのでこれでよくなる——と思っていたのに、なかなか効果が実感できないと、焦りやいら立ちも生じがちです。

しかし、そうした精神症状自体、病気の影響かもしれません。治療が進めば心身の状態は落ち着き、

甲状腺機能が安定したら仕事に支障はない

職場では、家庭での生活以上にストレスやプレッシャーを感じることもあるでしょう。甲状腺機能が安定するまでは、できれば仕事の負担は減らしたいところです。

診断書を提出して上司と相談する

バセドウ病や橋本病などと診断がつき、治療を始めることになった場合や、甲状腺の腫瘍で手術が必要になったときなどは、医師に診断書を書いてもらいましょう。

病気の特徴と今後の見通しを正確に伝えておけば、職場としても対応しやすくなります。

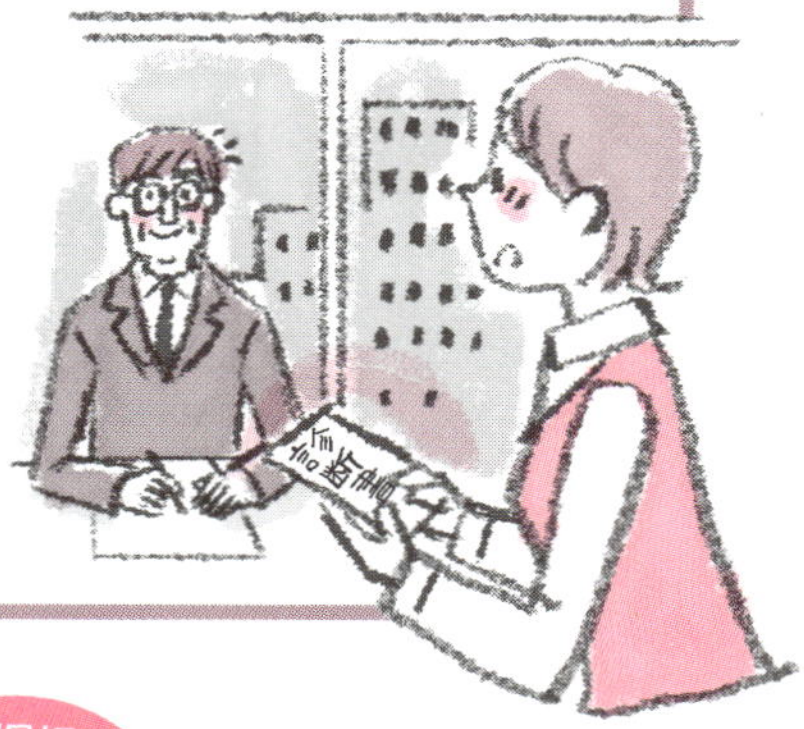

休暇や時短勤務が必要な場合、診断書があると会社も配慮がしやすい

甲状腺機能に異常があるうちは配慮を

心身の負担を減らすために、仕事の内容や作業量を調整してもらいます。可能なら、一時的に勤務時間を短くする、在宅勤務を増やすなどといった方法も検討を。

▼配慮の例

●激しい運動や肉体労働は避ける
●暑い場所での作業は避けて、涼しい場所でおこなう
●意識的に休憩をとる

機能が正常になったら少しずつ元どおりに

治療効果が現れ、甲状腺機能が安定してくれれば、発病前と同じように活躍できるようにもなります。焦らず、無理をせず、徐々に戻していくとよいでしょう。

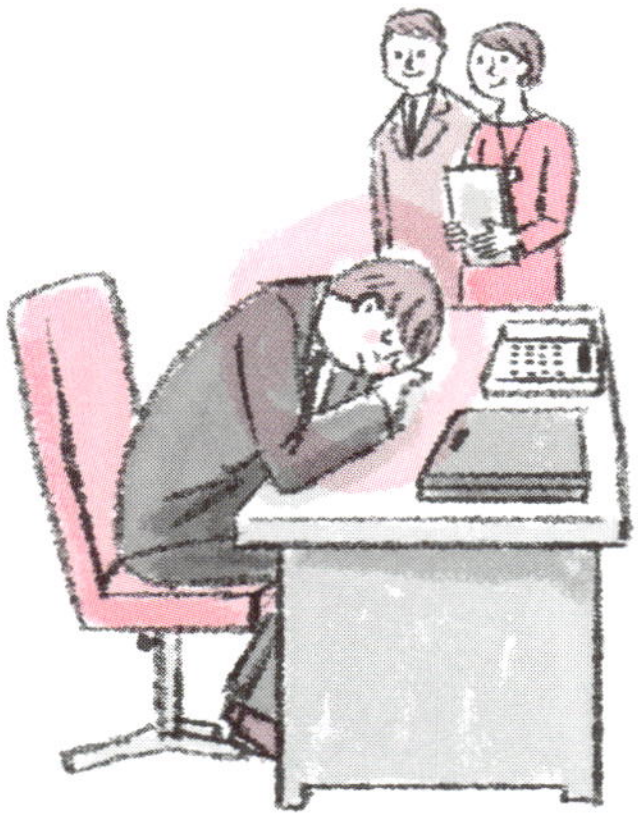

昼休みに数十分昼寝をするのも疲れを回復するのによい。ほかにも休憩をこまめにとろう

職場に患者さんがいる人へ

数ヵ月は見守って

治療が始まったらすぐ回復すると思っていたのに、という人もいるかもしれません。治療効果の現れ方はゆっくりで、予想どおりにいかないこともあります。数ヵ月もすれば改善しますから、しばらくは見守ってあげてください。

少しずつ元の生活に戻れます。

甲状腺に腫瘍があるとわかって手術を受け、のどや声の違和感が続いているなどという場合も、気になる症状はいずれ薄らいでいきます。

治療開始、あるいは治療終了後もしばらくはリハビリ期間のつもりで過ごしていきましょう。

子どもを産みたい場合

治療を受ければ妊娠・出産は問題なくできる

甲状腺の病気の患者さんは比較的若い年齢の女性も多く、「これから子どもを産みたい」という人も少なくないでしょう。妊娠・出産への不安は、ここで解消しましょう。

妊娠は甲状腺機能が安定しているタイミングで

甲状腺機能の異常があると月経不順になりやすいので、不妊を心配する人もいます。不妊の相談をきっかけに甲状腺の病気が見つかったという人もいるでしょう。そうした場合もきちんと治療を受ければ、妊娠・出産に問題はありません。妊娠を望むなら、甲状腺機能を安定させたうえで計画しましょう。

妊娠中、過剰な甲状腺ホルモンの分泌は流産のリスクを高めるとされる一方で、胎児の成長にとってはホルモン不足も大きな問題になります。妊娠前以上に微妙なコントロールが必要なので、妊婦健診とともに甲状腺を治療するための通院も欠かさずに。

妊娠を計画する前に医師に相談

甲状腺の病気があるとわかっている人、治療中の人は、妊娠を計画する前に主治医に相談しておきましょう。治療方針を変更したほうがよいこともあります。

バセドウ病

治療法や治療薬を検討

チアマゾールは、妊娠初期の胎児に悪影響を及ぼすおそれが否定できないため、服用中の人はプロピルチオウラシルに変更します。

妊娠中の服薬を避けたいなら、手術やアイソトープ療法を受けるのも１つの方法です。アイソトープ療法後１年間は避妊が必要です。

橋本病

服薬量を多めに

甲状腺ホルモンは胎児の成長にも必要です。服用中の人は甲状腺ホルモン薬の量を増やしたり、これまで経過観察だった人も服用をすすめられたりすることがあります。

服薬量は TSH の検査値に合わせて調整されます。妊娠前～妊娠初期は 2.5 以下、その後は３以下が目標です。

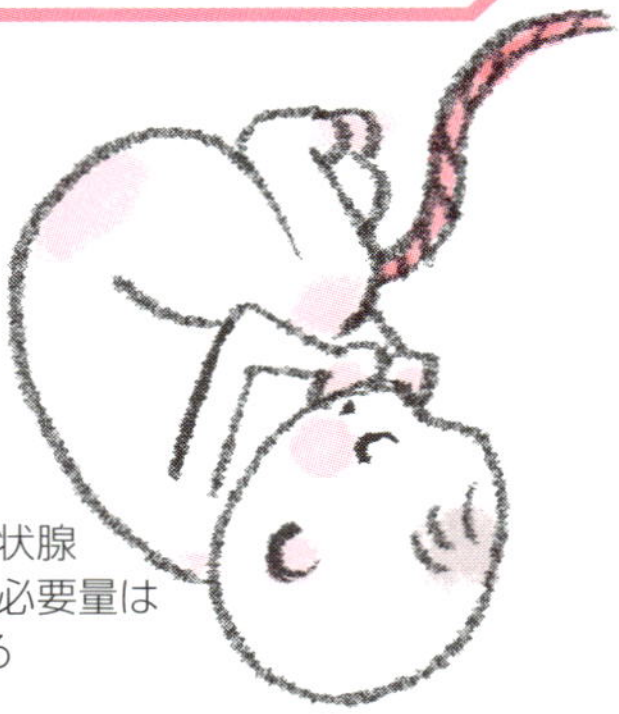

妊娠前にくらべて甲状腺ホルモンの必要量は1.5 倍になる

妊娠中

こまめな検診でコントロール

妊娠初期は、妊婦健診に加え、甲状腺の病気の治療でも2～4週間に1回の通院が必要。甲状腺機能が安定してくれば、通院間隔は延びる

薬はのみ続ける

治療薬が胎児に及ぼす影響より、甲状腺機能が不安定になることの影響のほうが大きい。自己判断で薬をやめたり減らしたりしないこと

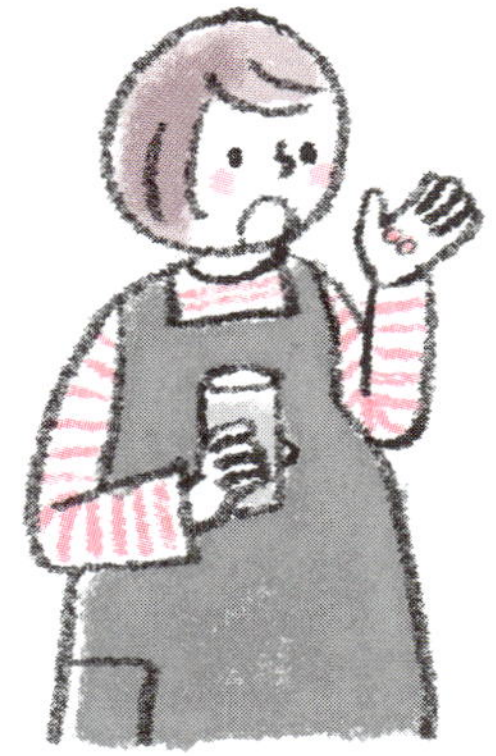

妊娠中に薬をのむことに抵抗を感じる人もいるが、甲状腺の治療薬は胎児に悪影響を及ぼさないものが使われているので安心して

出産

出産後に再発や悪化が起きることも

産後は甲状腺機能に変化が起きやすい時期。バセドウ病がある人は悪化・再燃、橋本病がある人は、無痛性甲状腺炎が起こる危険性も。産後も服薬量の調整が必要なので、定期検診を欠かさないようにする

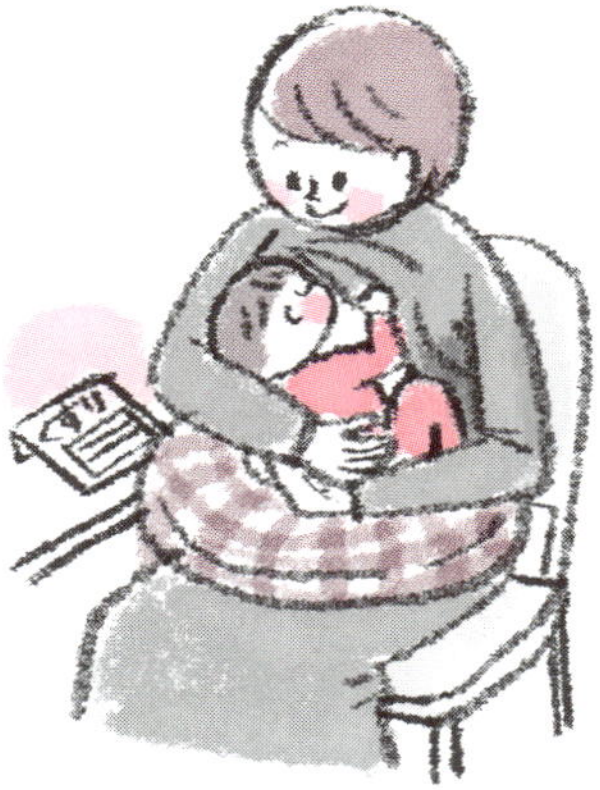

母乳にこだわりすぎないほうがよい。お母さんが検査・通院などで授乳できないこともあるので、ミルクも飲めるようにしておこう

授乳中

バセドウ病は薬の確認を

お母さんが服用した薬の成分が母乳に移行することもある。赤ちゃんが口にしても問題ないかどうか、服用中の薬について確認しておこう

▼授乳中の薬

差し支えない薬	●甲状腺ホルモン薬 ●プロピルチオウラシル （チウラジール®、プロパジール®）
授乳を制限する薬	●チアマゾール （メルカゾール®） ●無機ヨウ素

妊娠後の注意点

妊娠・出産に伴う病状の変化には個人差があります。妊娠中・出産後は、産科だけでなく甲状腺の病気を治療するための通院も必要です。

産院選びのポイント

バセドウ病で自己抗体（TRAb）の値が高い人は、新生児にも甲状腺機能亢進症がみられることがあるため、新生児科や小児科のある総合病院での出産がすすめられます。

里帰り出産が安全におこなえるかどうかは病状や状況しだいです。まずは甲状腺の病気の主治医に相談を。

病気の遺伝への心配

子どもが同じ病気になる可能性は低い

自分と同じように、子どもも甲状腺の病気になるのではないかと心配している人もいます。確かに体質は発病要因の一つですが、それだけで病気になるわけではありません。

遺伝だけでは発病しない

バセドウ病や橋本病の患者さんには、しばしば血縁関係のある家族や親戚のなかに同じ病気の人がみられます。だからといって、発病を左右する特定の遺伝子や、遺伝子の変異があるわけではありません。患者さんの子どもが、必ずしも同じ病気になるわけではないのです。

ただし、体質として「なりやすい傾向」があることは否定できません。子どもの時点で、バセドウ病や橋本病になることはあまり多くはありませんが、首が腫れているようにみえるなど、気になる症状があれば、専門医を受診してみるとよいでしょう。

発病の要因・原因

バセドウ病や橋本病は自己免疫疾患で、遺伝的な体質が発病要因の１つと考えられますが、はっきりした原因は不明です。親がバセドウ病で、子どもが橋本病というパターンもあります。

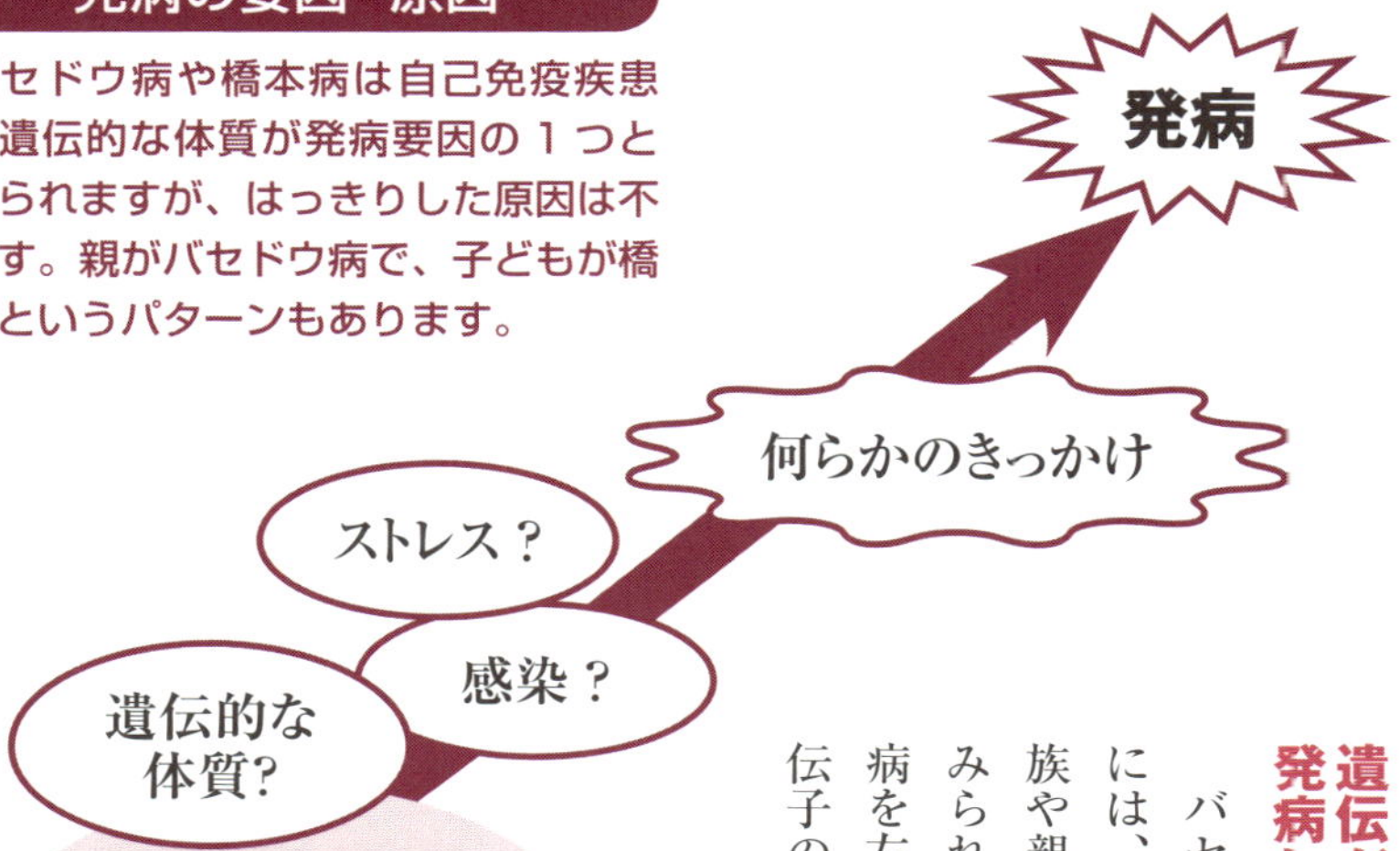

いくつもの要因が重なって起こる

甲状腺の病気の大半は、遺伝性の病気ではない。遺伝的な体質は発病要因の一部にすぎず、ほかにもさまざまな要因が重ならないかぎり、発病することはない

遺伝性の病気はごくまれ

甲状腺の病気のうち、一部の髄様がんなど、発病にかかわる遺伝子変異がみつかっているものもあります。家族性、遺伝性とよばれますが、ごくまれです。

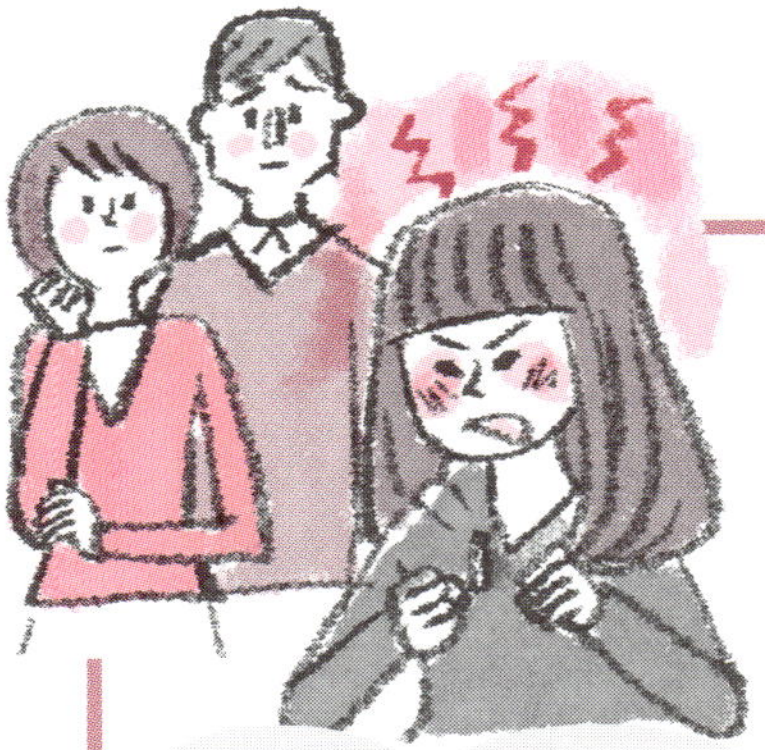

子どものバセドウ病は大人と症状が異なる

過剰な甲状腺ホルモン分泌の影響は、身体的な症状より精神面に現れやすい。精神面での変化が行動の変化となって異変に気づくことが多い

イライラ　情緒不安定　成績の悪化　首の腫れ　など

子どもの病気で注意すること

生まれつき甲状腺機能がほとんど働かないクレチン症は、新生児検査で必ずチェックされます。それを除けば、子どもが甲状腺の病気になることはまれです。ただし、思春期以降になるとバセドウ病が増えてきます。

担任の教師に相談して子どもの治療を助ける

病状については学校側にきちんと説明し、体調がすぐれないときは無理をさせない、炎天下での活動は休ませるなどの配慮が必要なことを伝えます。

体調が安定していれば特別扱いは必要ありません。むしろほかの子どもと同じような経験を積ませることが大切です。

きちんと治療すれば治る

子どもの場合も、服薬による治療が必要。きちんと治療すれば行動面での落ち着きも取り戻しやすい。薬をのみ忘れないように、親がしっかり管理する

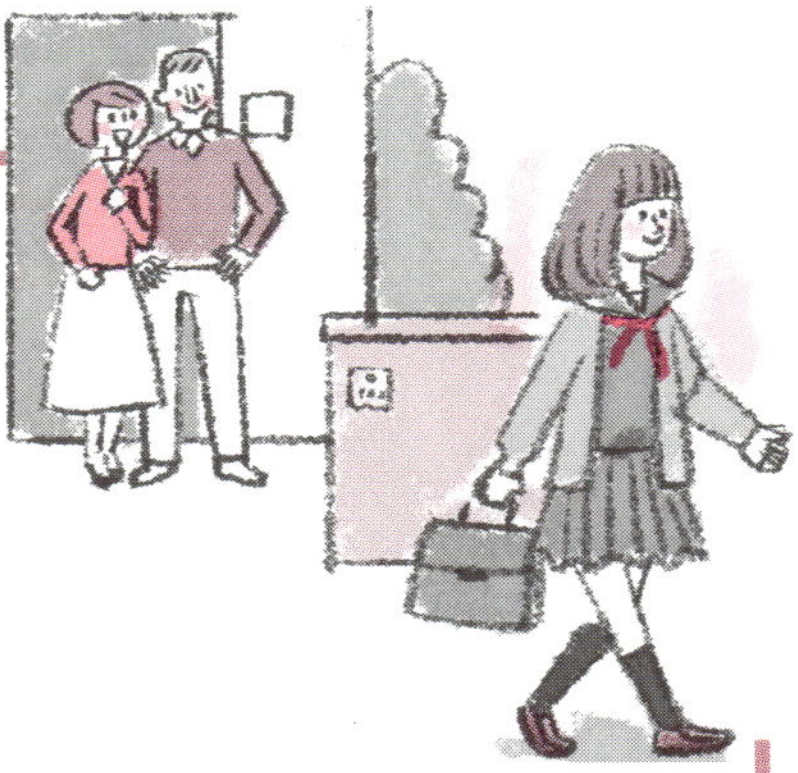

子どもに起きるその他の甲状腺の病気

■新生児のバセドウ病

胎盤を通じてお母さんから赤ちゃんに移行した自己抗体（ＴＲＡｂ）が引き起こす、一時的な甲状腺機能亢進症。しかし出生後一〜二ヵ月ほどで、移行したＴＲＡｂは消え、自然に治ります。

■急性化膿性甲状腺炎

生まれつき、食道から甲状腺までの通り道が閉じきらず、細菌が侵入して甲状腺が化膿する病気です。早期なら抗生物質で治りますが、くり返すようなら孔をふさぐ手術が必要です。

■思春期性甲状腺腫

甲状腺が全体的に腫れる単純性びまん性甲状腺腫のうち、中学生、高校生くらいの年齢で発病するものを指します。

腫瘍や炎症はなく、甲状腺の働きにも異常はありませんが、将来、橋本病になる可能性もあるため、定期的なチェックを受けておきましょう。

ストレス

一人で悩まず不安や心配を打ち明けよう

甲状腺の病気は治療に時間がかかることも多いため、不安や焦りをもつようになることもあるかもしれません。悩みがあれば、一人でかかえこまないことが大切です。

治療に前向きなイメージをもとう

正体不明のものに対しては不安や心配がつきものです。まずは病気のこと、治療のことをよく理解しておきましょう。

今後の見通しをもち、改善点を励みにする

この先どんな検査や治療がおこなわれるのか、なぜそれが必要なのかを知ることで、先が見えない不安感は減らせます。自覚症状だけで「よくならない」と判断せず、検査値などの客観的なデータから改善した点を見つけていくことは、治療に取り組む励みになります。

肯定的に考えてみる

「薬がやめられない」ではなく「薬をのむだけでコントロールできる」、「ずっと通院しなければならない」ではなく「隠れた病気にも早く気づける」など肯定的にとらえましょう。実際、一病息災で元気に暮らしている人が大半です。

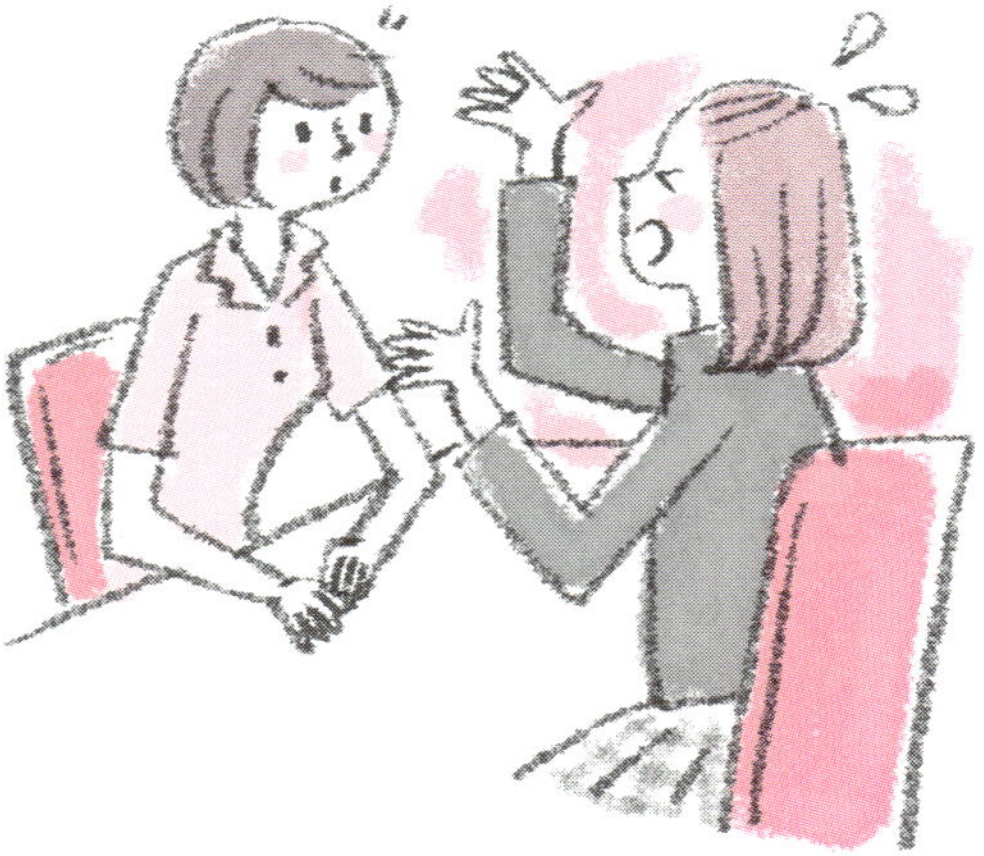

個人的な悩みも、話すだけで気分が楽になることもある

医療相談室で相談してみる

ある程度の規模の病院なら医療相談室が設けられています。相談室では、病気について理解したうえで、生活面などの悩みを聞き、相談にものってくれます。各自治体にも医療相談の窓口がありますので、それを利用してもよいでしょう。

▼相談内容の例

●受診について
●病気や検査について
●治療法の検討
●経済的な問題
●妊娠、出産について
●仕事や学校について

自分なりのストレスとのつきあい方を知ろう

病気のことだけでなく、ふだんの生活のなかでも、さまざまなストレスはあるものです。自分なりの対処法を身につけておきましょう。

何にストレスを感じるか知っておこう

ストレスをもたらす出来事は、避けようとしても避けられないものが多い。強すぎるストレスは病状の悪化を招く要因にもなる

- 配偶者や近親者、友人の死
- 結婚、離婚など生活の大きな変化
- 親や家族の看護、介護
- 職場の異動、転職
- 人間関係のトラブル

など

意識的にリフレッシュ・リラックスする

生きている以上、ストレスはつきもの。だからこそ、自分に合った方法で上手にかわせるようにしていこう

家電を使うなどして家事も楽をしよう。適度に手を抜くのも治療の１つと思って

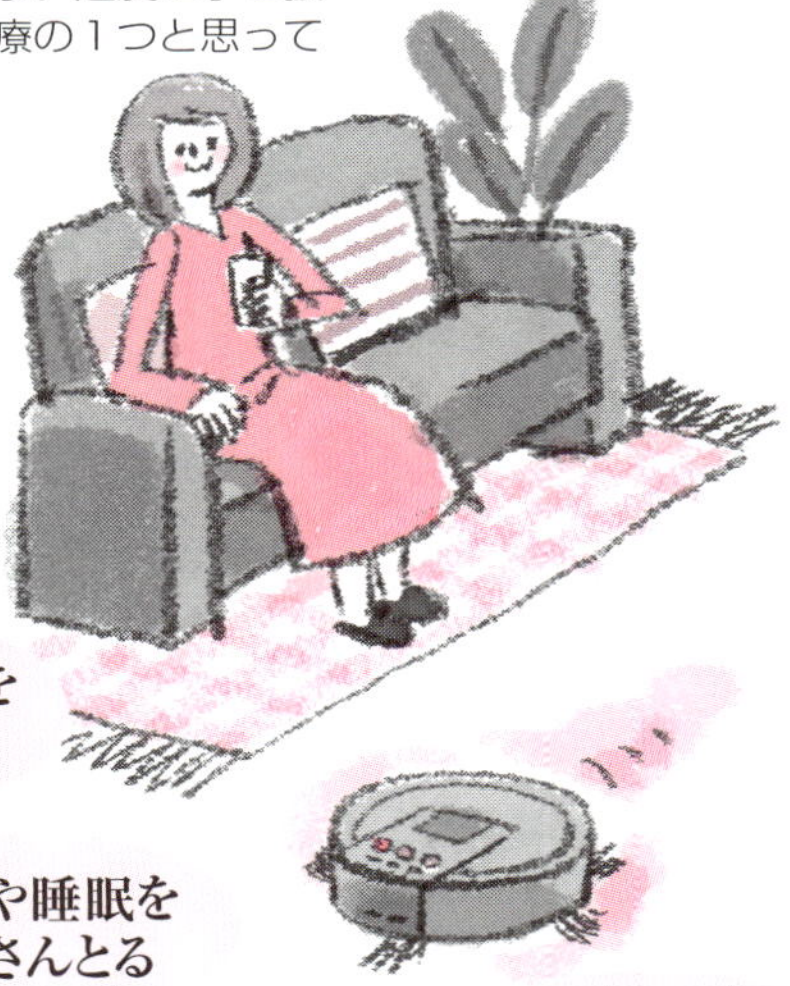

- 気分転換をする
- 休みや睡眠をたくさんとる
- すべてを完璧にしようとしない
- 自分の限界を知って、体調を優先する

など

ストレスは病気の大敵。心と体を十分に休ませて

なかなか体調が安定しないときなどは、悲観的な気持ちになることもあるでしょう。イライラ、不安、ゆううつ感、不眠などは、甲状腺の病気の症状としても起こりやすいもの。そのうえに精神的なストレスが重なれば、さらに症状が重くなってしまうおそれがあります。

そんなときは、自分の体をいたわる気持ちをもってゆっくり休みましょう。「休んでなんかいられない」と思うかもしれませんが、無理をして病状を悪化させるより、思い切って十分に休むほうが回復は早くなることもあります。

手を抜くことや休むことも治療の一つと考えてください。

ほかの病気になったら

甲状腺の病気を医師や薬剤師に必ず伝える

甲状腺の病気の治療は長期にわたることが多いもの。ほかの病気になったり、その治療が必要になったりすることもあります。注意点を知っておきましょう。

甲状腺機能が正常なら問題ない

バセドウ病は治療に時間がかかることが多く、橋本病は基本的には長くつきあう病気です。甲状腺の手術をしたあとなどは、生涯、甲状腺ホルモン薬を服用する場合もあります。

長いつきあいのなかでは、甲状腺の病気とは別の病気をかかえるようになることもあるかもしれません。

甲状腺機能が安定しているかぎり、ほかの病気の治療を妨げる心配はありません。ただし、診察を受ける際には、甲状腺の病気があることや、常用している薬があることは、必ず医師に告げておくようにしましょう。

機能異常があるときはまずは主治医へかかる

FT3、FT4、TSH の値が基準範囲内（19 ページ参照）におさまっている状態が続いていれば、風邪薬などの使用は特に問題ありません。甲状腺機能が安定していない場合には、風邪などのときもできれば甲状腺の主治医にかかりましょう。

甲状腺の治療薬は休まず使い続ける

甲状腺機能が安定していないと、体調を崩しやすくなります。調子が悪いからといって、抗甲状腺薬や甲状腺ホルモン薬の服用を勝手にやめないこと。自己判断での中止はかえって危険です。

麻酔や予防接種も機能が正常ならOK

麻酔を使う歯科治療や、インフルエンザなどの予防接種は、甲状腺機能が安定していれば問題ありません。機能亢進症や低下症の場合は、可能なら甲状腺機能が落ち着くまで延期し、主治医に相談してからにしてください。

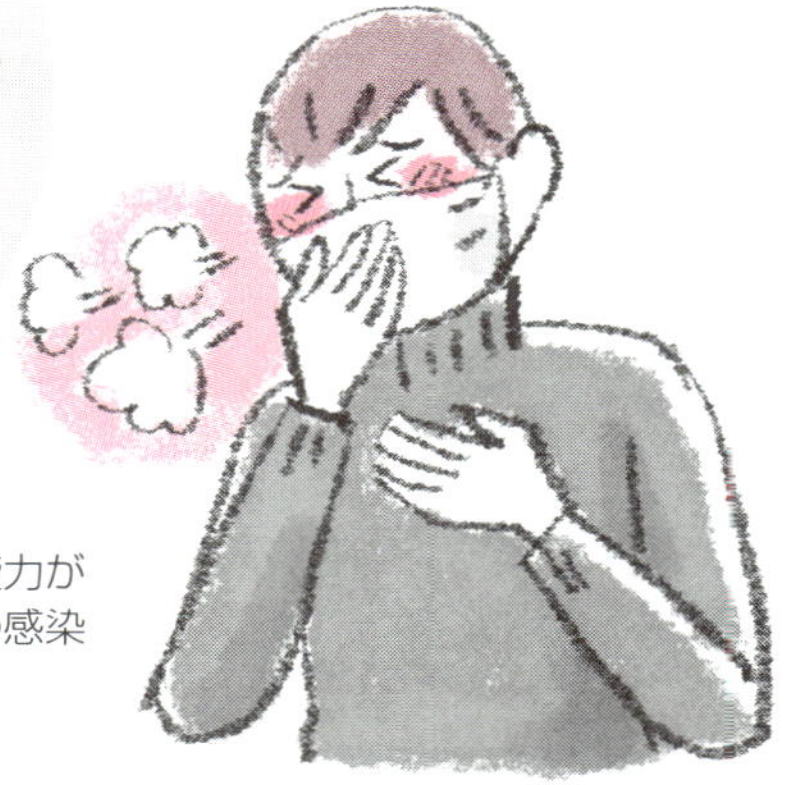

機能異常があると免疫力が低下して、風邪などの感染症にかかりやすい

甲状腺ホルモン薬の働きを妨げる薬

甲状腺ホルモン薬の吸収を妨げる可能性がある薬は服用のタイミングをずらすなど、のみ方の工夫で対処できる

- 貧血の薬
- 胃炎や胃潰瘍《かいよう》の薬
- 脂質異常症の薬

など

併用薬の作用に影響する薬

甲状腺機能の状態によって、併用薬の作用が強くなったり弱くなったりすることもある。併用薬を処方する医師に、甲状腺の病気で治療中であることを必ず伝えよう

- 心筋梗塞《こうそく》など心臓病の薬
- 糖尿病の薬
- てんかんの薬

薬ののみ合わせに注意

複数の薬を用いる際には、薬ののみ合わせによっては作用を打ち消したり、逆に高めすぎたりすることがあります。甲状腺の治療を受けている医療機関とは別のところを受診するときには、注意が必要です。

市販薬やサプリメントは主治医に相談してから

治療により甲状腺機能が正常化していれば、市販薬やサプリメントは基本的に問題ありません。ただし、使いたいものの成分、原材料などを調べておき、主治医に相談してからのほうが安心です。

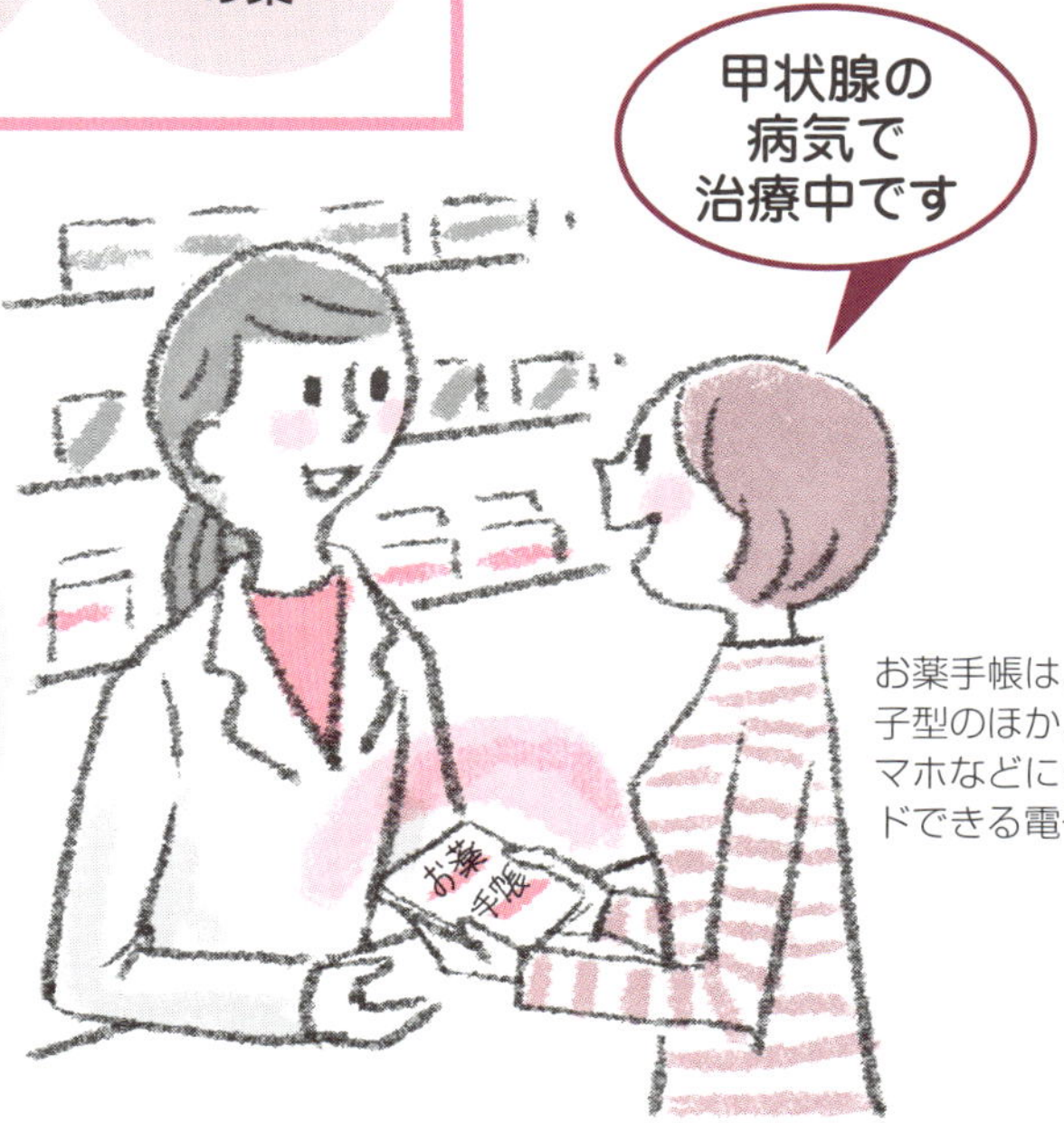

お薬手帳は、従来の冊子型のほか、最近はスマホなどにダウンロードできる電子版もある

「お薬手帳」を活用しよう

甲状腺の治療薬以外の薬を使うときには、医師と薬剤師に甲状腺の病気があること、服薬中であることを告げておくことが必要です。「お薬手帳」を活用すれば、正確な情報が伝えられます。

自己管理

定期的な受診と毎日の服薬でベストな状態を保つ

甲状腺機能が安定していれば、治療が続いていても日常生活にほとんど制限はありません。必要なのは、定期的な検査と毎日の服薬だけ。これらを欠かさないことがベストな状態を保つ秘訣です。

検査で自分の体の状態を確かめる

自覚症状は特にないと思っていても、甲状腺機能に乱れが生じていることもあります。定期的な受診を続け、チェックしておきましょう。

治療中はこまめに病状と治療の効果をチェック

甲状腺ホルモンをほどよい状態に保つためには、抗甲状腺薬や甲状腺ホルモン薬の微妙な調整が必要です。状態が安定するまでは、こまめな通院が必要になります。

治療が終わっても再発のチェックを

服薬をやめたり、手術やアイソトープ治療が終了したりしたあとも、半年～１年に１回程度は、受診して様子の変化をみてもらいましょう。

不調が現れたら早めに受診を

治療中も治療後も、治療前と同じような症状や新たな症状が現れたときには、次の受診日まで待たずに早く受診しましょう。なかには甲状腺機能とは関係のない、別の病気が原因である場合もあります。すべて「甲状腺の病気のせい」と決めてかかるのも危険です。

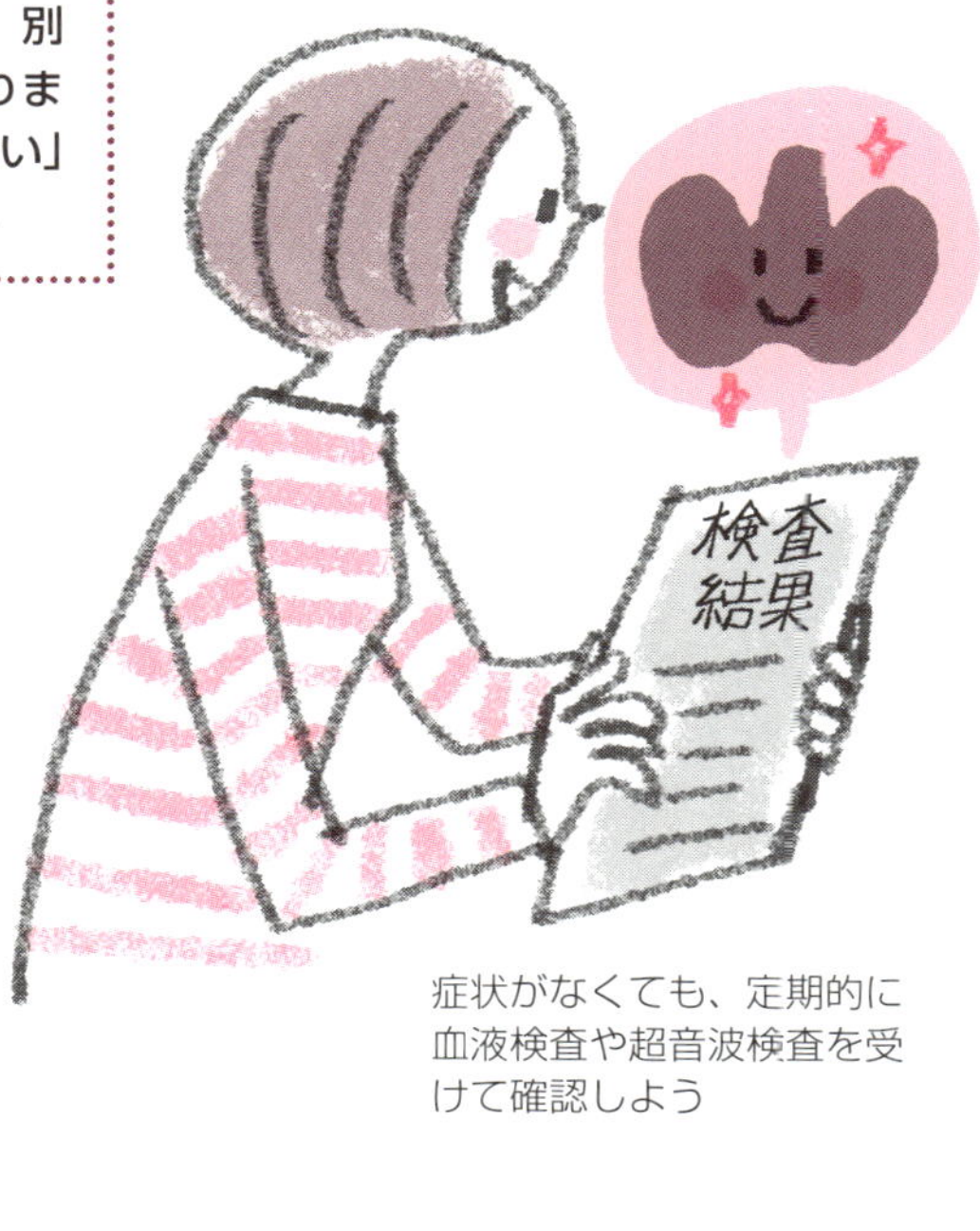

症状がなくても、定期的に血液検査や超音波検査を受けて確認しよう

大切なことは二つだけ。受診と服薬を続けること

甲状腺の病気は一筋縄ではとらえにくいところがあります。例えばバセドウ病では、よい状態が続いているので薬を減らし始めたら再発したということもありますし、

服薬は医師の指示どおりに続ける

抗甲状腺薬や甲状腺ホルモン薬は、基本的には毎日服用し続けるものです。服用のタイミングを決めておくなど、のみ忘れを防ぐ工夫が大切です。

NG 薬を勝手に減らす、やめる

体調がよいからといって自分の判断で薬の量を減らしたり、やめたりするのは大変危険です。甲状腺機能が不安定になり、治療が長引く原因になります。

ケガや感染症などをきっかけに

危険な「甲状腺クリーゼ」を起こすおそれも

コントロール不良のバセドウ病では、不測の事態が生じたときに急激に甲状腺機能が高まることがあります。きわめてまれですが、あらゆる臓器がうまく働かなくなり、発熱、嘔吐、意識障害などが現れることも。この状態を「甲状腺クリーゼ」といいます。重症化すると命にかかわる危険な状態です。

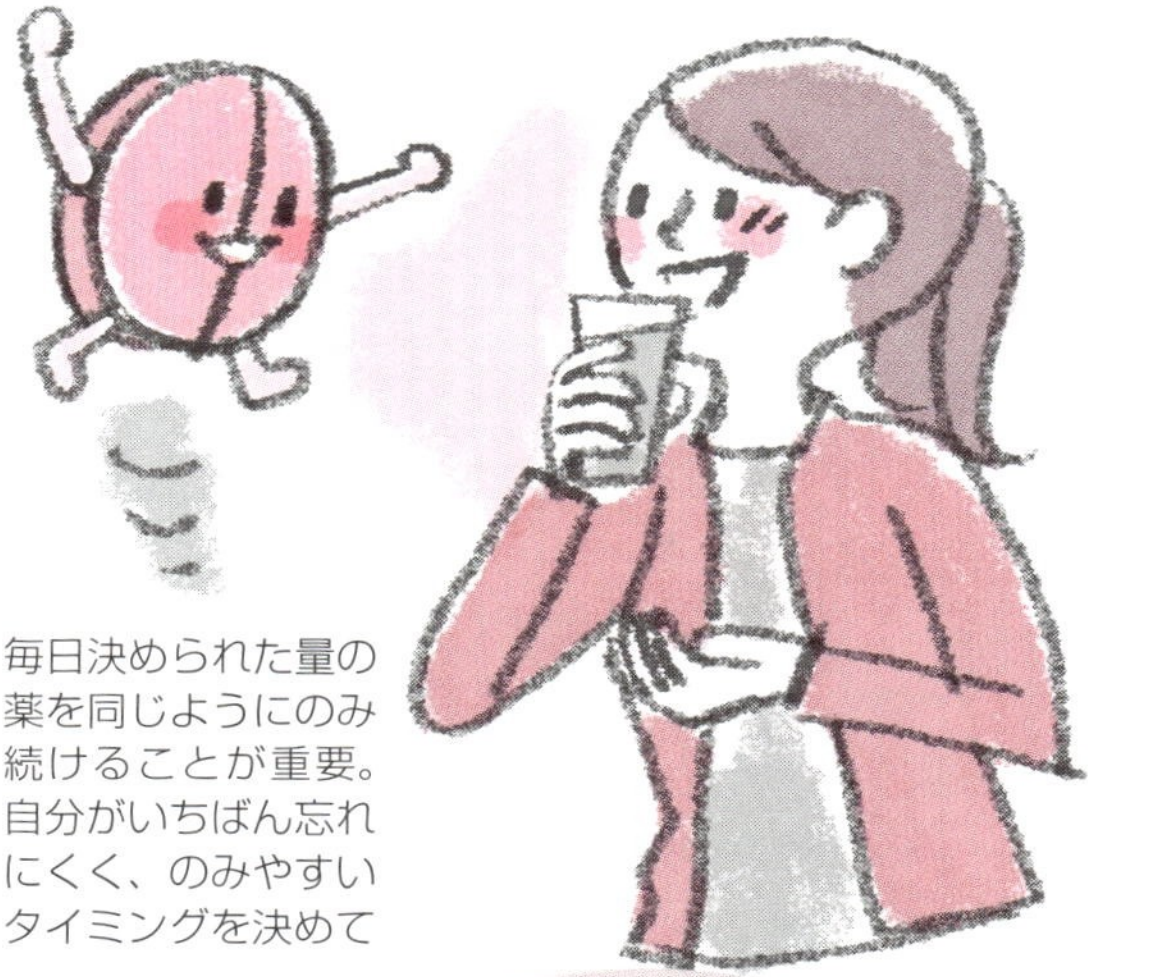

毎日決められた量の薬を同じようにのみ続けることが重要。自分がいちばん忘れにくく、のみやすいタイミングを決めて

薬をのみ忘れたときの対処法を聞いておこう

いつものタイミングでのみ忘れても、その日のうちなら気づいたときに服薬すればよいのですが、念のため主治医や薬剤師に確認しましょう。翌日にまとめて2日分のむことは避けてください。

橋本病の人が無痛性甲状腺炎を起こして甲状腺中毒症が現れたりすることもあります。

なかなか病状が安定せず焦ることもあるでしょう。しかし、定期的に検査を受け、薬の調整を続けていけばベストな状態は保てます。「治らない」と悲観することはありません。検査や治療を受けているのだから安心と考えて、気長につきあっていきましょう。

治療に迷いがあるときはセカンドオピニオンも手

受けている治療法や、提案された治療法に迷いや不安があれば、まずは主治医にきちんと相談してみましょう。そのうえで、「一度、別の医師にみてもらいたい」と話してみるのも一法です。

現在、治療を受けている主治医以外の医師の見解を「セカンドオピニオン」といいます。セカンドオピニオンを求めるのは、患者さんに認められている権利ですから、堂々と申し出てかまいません。

COLUMN

ヨウ素制限中に禁止する食品、薬

食品	絶対禁止	昆布、海藻類	昆布、わかめ、のり、ひじき、もずく、テングサなど
		昆布加工品	とろろ昆布、昆布のつくだ煮、昆布入りの漬物、おつまみ昆布など
		昆布だし、昆布汁、複合調味料	昆布だし、昆布汁、だし入りみそ、だし入りしょうゆ、だし入りソース、すし酢、ポン酢、めんつゆ、和風ドレッシング、合わせ調味料、だしの素など
		昆布エキス入り食品、飲料水	インスタントみそ汁、カップめん、キムチ、昆布茶、市販の昆布エキス入りの茶・スポーツ飲料など
		ヨウ素添加食品	ヨード卵（普通の卵はOK）
		ヨウ素を含む着色料	赤色3号、赤色105号
		その他	おでん、ラーメン、すし、和食、うどん、そば、黒こんにゃくなど（外食では禁止、自炊は原料に注意すればOK）
	制限※1	魚介類、その加工品	魚、貝類、タコ、イカ、かまぼこなど
		甲殻類、魚卵	エビ、カニ、ウニ、イクラ、タラコ、数の子など
		テングサ加工品	寒天、ところてん、ようかん、ヨーグルトなど
		栄養補助食品、成分不明の食品・飲料水	サプリメントなど
薬品など	絶対禁止	抗甲状腺薬、甲状腺ホルモン薬	
		ヨウ素を含む薬剤※2	無機ヨウ素、ヨードチンキ・ルゴール液・ポビドンヨードなどの消毒薬、うがい薬
		海藻成分の入った医薬品、医薬部外品	パック、エステ、育毛剤、シャンプー、リンス、化粧品、ダイエット食品、漢方薬など

※1　1日1食1人前程度OK
※2　処方薬は薬剤師にヨウ素制限中であることを伝える。市販薬は店舗の薬剤師に相談するか、薬の成分表示を確認してヨウ素やヨウ素を含む着色料が入っていないかを確認

ヨウ素が少ないものをくり返し食べる

放射性ヨウ素を用いたアイソトープ検査や治療を受ける前には、徹底したヨウ素制限が必要です。ふだんの食事を続けていると甲状腺組織に取り込まれる放射性ヨウ素の量が少なくなり、正しい検査結果や十分な治療効果を得られなくなってしまいます。

海藻類そのものは避けやすいのですが、だしや調味料、市販の惣菜などに昆布エキスが含まれていることもあります。できれば自炊を続け、制限期間内はヨウ素を含まない食材をくり返し食べるようにしましょう。やむをえず外食する際は洋食を選ぶようにします。ただし「和風」を冠したものは避けてください。

健康ライブラリー イラスト版

新版《しんぱん》 甲状腺《こうじょうせん》の病気《びょうき》の治《なお》し方《かた》

2018年3月13日 第1刷発行
2024年9月5日 第5刷発行

監　修　伊藤公一（いとう・こういち）

発行者　森田浩章

発行所　株式会社講談社
東京都文京区音羽二丁目12-21
郵便番号　112-8001
電話番号　編集　03-5395-3560
販売　03-5395-4415
業務　03-5395-3615

印刷所　TOPPAN株式会社

製本所　株式会社若林製本工場

N.D.C. 493　98p　21cm

KODANSHA

ISBN978-4-06-259822-4

■監修者プロフィール

伊藤 公一 （いとう・こういち）

伊藤病院院長。医療法人社団甲仁会名古屋甲状腺診療所理事長、医療法人社団甲仁会さっぽろ甲状腺診療所理事長。

1958 年東京都出身。北里大学医学部卒業、東京女子医科大学大学院修了。米国シカゴ大学内分泌外科留学。1998 年伊藤病院の三代目院長。

東京女子医科大学内分泌外科学教室非常勤講師、筑波大学大学院外科学教室非常勤講師、日本医科大学外科学教室客員教授、了徳寺大学客員教授を併任。日本内分泌外科学会理事、日本内分泌学会評議員、日本甲状腺外科学会理事。厚生労働省診断群分類調査研究班班長。

■参考資料

▼伊藤公一監修書

『甲状腺の病気 バセドウ病・橋本病・甲状腺腫瘍ほか よくわかる最新医学』主婦の友社、2017 年 5 月

『ウルトラ図解甲状腺の病気 専門医が解説する最新の病気情報と正しい知識 オールカラー家庭の医学』法研、2016 年 4 月

『実地医家のための甲状腺疾患診療の手引き 伊藤病院・大須診療所式』全日本病院出版会、2012 年 11 月

『伊藤公一のバセドウ病と診断されたときにまず読む本 名医の最新治療』主婦の友社、2010 年 9 月

●編集協力　オフィス201、柳井亜紀
●カバーデザイン　松本 桂
●カバーイラスト　長谷川貴子
●本文デザイン　勝木デザイン
●本文イラスト　植木美江　千田和幸

講談社　健康ライブラリー　イラスト版

子宮がん・卵巣がん
より良い選択をするための完全ガイド

がん研有明病院健診センター部長
宇津木久仁子　監修

どんな病気か、どう対処していけばよいか？　診断の確定から最新療法・治療後の生活まで、すべてがわかる決定版！

ISBN978-4-06-259810-1

腎臓病のことがよくわかる本

群馬大学大学院医学系研究科／医療の質・安全学講座教授
小松康宏　監修

腎臓は知らないうちに弱っていく！　生活習慣の改善法から薬物療法の進め方、透析の実際まで徹底解説。

ISBN978-4-06-259806-4

ひざの痛みがとれる本

順天堂東京江東高齢者医療センター特任教授
黒澤　尚　著

ヒアルロン酸注射はしないほうがいい！　足をゆ～っくり動かすだけ。痛みがやわらぐ黒澤式ひざ体操の決定版！

ISBN978-4-06-259792-0

関節リウマチのことがよくわかる本

医療法人財団順和会 山王メディカルセンター
リウマチ・通風・膠原病センター長
山中　寿　監修

関節リウマチの正体から新しい薬物療法まで。正しい知識と動ける体を保つ生活術を徹底図解！

ISBN978-4-06-259796-8

まだ間に合う！　今すぐ始める認知症予防
軽度認知障害（MCI）でくい止める本

東京医科歯科大学特任教授／メモリークリニックお茶の水院長
朝田　隆　監修

脳を刺激する最強の予防法「筋トレ」&「デュアルタスク」。記憶力、注意力に不安を感じたら今すぐ対策開始！

ISBN978-4-06-259788-3

起立性調節障害（OD）
朝起きられない子どもの病気がわかる本

昭和大学保健管理センター所長・教授／昭和大学病院小児科教授
田中大介　監修

「朝起きられない」には理由がある！　症状の見極め方から対処法までを徹底解説！

ISBN978-4-06-526021-0

講談社　こころライブラリー　イラスト版

うつ病の人の気持ちがわかる本

大野　裕、NPO法人コンボ　監修

病気の解説本ではなく、本人や家族の心を集めた本。言葉にできない苦しさや悩みをわかってほしい。

ISBN978-4-06-278966-0

認知症の人のつらい気持ちがわかる本

川崎幸クリニック院長
杉山孝博　監修

「不安」「恐怖」「悲しみ」「焦り」の感情回路。症状が進むにつれて認知症の人の「思い」はどう変化していくのか？

ISBN978-4-06-278968-4